Tanya Seth
Mohit Kumar
Megna Bhatt

Fibras em Medicina Dentária

Tanya Seth
Mohit Kumar
Megna Bhatt

Fibras em Medicina Dentária

Um Guia Prático para a Arte de Reforçar o Dente

ScienciaScripts

Imprint

Any brand names and product names mentioned in this book are subject to trademark, brand or patent protection and are trademarks or registered trademarks of their respective holders. The use of brand names, product names, common names, trade names, product descriptions etc. even without a particular marking in this work is in no way to be construed to mean that such names may be regarded as unrestricted in respect of trademark and brand protection legislation and could thus be used by anyone.

Cover image: www.ingimage.com

This book is a translation from the original published under ISBN 978-620-7-84287-2.

Publisher:
Sciencia Scripts
is a trademark of
Dodo Books Indian Ocean Ltd. and OmniScriptum S.R.L publishing group

120 High Road, East Finchley, London, N2 9ED, United Kingdom
Str. Armeneasca 28/1, office 1, Chisinau MD-2012, Republic of Moldova, Europe
Printed at: see last page
ISBN: 978-620-8-12691-9

FIBRAS EM MEDICINA DENTÁRIA

Um guia prático para a arte de reforçar o dente

Dedicado a
Arun Seth, Neetu Seth e
Pramod Kumar

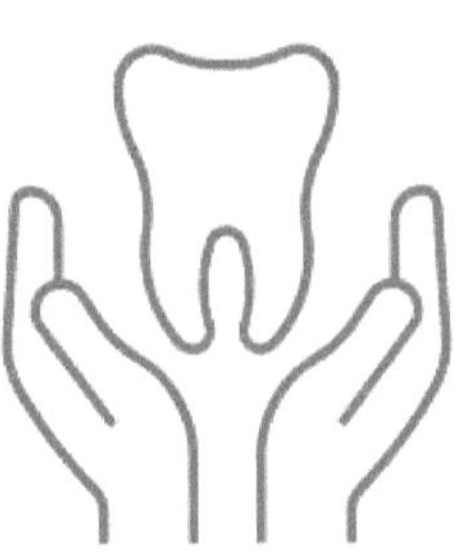

A Dra. Tanya Seth tem um diploma BDS da Subharti Dental College e um diploma MDS da Shree Bankey Bihari Dental College. Com uma profunda paixão pela medicina dentária, a Dra. Seth dedicou anos ao estudo e à prática da preservação e restauração de dentes. O seu último livro, FIBERS IN DENTISTRY - A PRACTICAL GUIDE TO THE ART OF REINFORCING THE TOOTH (Fibras na Dentisteria - Um Guia Prático para a Arte de Reforçar os Dentes), oferece conhecimentos inestimáveis e técnicas práticas para garantir a saúde e a durabilidade das 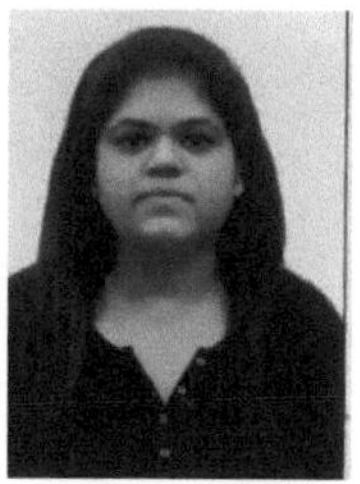 restaurações dentárias. Para além do seu trabalho clínico, a Dra. Seth participa ativamente na investigação dentária, contribuindo para numerosas publicações e falando em várias conferências. Está empenhada em fazer avançar a ciência dentária e em melhorar os cuidados dos pacientes através da educação e da inovação.

Conteúdo

INTRODUÇÃO

A utilização de materiais de restauração de resina composta foi amplamente aceite na prática dentária durante décadas, tendo sido realizada uma grande quantidade de investigação sobre as suas propriedades.[1] O desempenho clínico dos compósitos de resina foi melhorado significativamente através de modificações na formulação.[2,3] Assim, a aplicação direta de compósito de resina em cadeira para restaurar cavidades em dentes posteriores com tensão aumentou rapidamente nos últimos anos.[4] Para além da capacidade de aderir aos tecidos duros dos dentes, o que é facilitado pelos sistemas adesivos, os compósitos de resina têm a vantagem de serem menos invasivos e menos dispendiosos quando comparados com as restaurações de ouro fundido e inlays de cerâmica.[5] No entanto, as propriedades inadequadas do material, incluindo deficiências mecânicas, contração da polimerização e suscetibilidade à degradação no ambiente oral, têm limitado o sucesso das restaurações de resina composta em áreas de elevada tensão.[6]

Uma vez que se registaram progressos mínimos na melhoria das propriedades da matriz de resina, os desenvolvimentos recentes nas propriedades dos compósitos de resina resultaram principalmente dos avanços na tecnologia de enchimento.[7] As partículas de vidro (orientação aleatória), os whiskers (camada única ou multicamada) e as fibras (fibras longas ou curtas, em várias orientações) têm sido geralmente utilizadas para reforçar a matriz de resina.[8,9,10] Foi demonstrado que os compósitos de resina reforçados com fibras possuem propriedades de flexão adequadas que lhes permitem funcionar com sucesso em cavidades orais.[11] Além disso, os compósitos de resina com maior resistência à fratura têm demonstrado uma maior resistência ao início e à propagação de fissuras.[12] As melhorias nas propriedades de manuseamento e a pré-impregnação com compósitos de resina polimerizável ligeira alargaram a utilização de compósitos de resina reforçados com fibras em aplicações diretas na cadeira.

A primeira tentativa de utilizar o reforço de fibras na medicina dentária clínica começou há mais de 55 anos. Nas décadas de 1960 e 1970, os investigadores procuraram reforçar as próteses padrão de polimetilmetacrilato (MMA) com fibras de vidro ou de carbono. Na década de 1980, repetiram-se tentativas semelhantes e foram feitos esforços iniciais para fabricar estruturas protéticas reforçadas com fibras para implantes, restaurações protéticas fixas, retentores ortodônticos, talas, postes de fibra e reforço de fibras para restaurações pós-endodônticas.[13] Os FRCs consistem em material de fibra unido por uma matriz resinosa. Oferecem uma boa resistência à flexão e outras qualidades físicas necessárias num material de subestrutura de prótese e para substituição de estrutura dentária perdida.[14] Os FRC podem ser classificados de acordo com o tipo de incorporação da fibra (vidro, carbono ou polietileno), a arquitetura da fibra (malha, unidirecional, trança, trama Leno) e dependendo do método de incorporação da fibra (produtos pré-impregnados de laboratório dentário, produtos pré-impregnados de consultório, produtos necessários para a impregnação de consultório e postes pré-fabricados pré-impregnados).

Os materiais reforçados com fibras apresentam várias vantagens, tais como

1.   Têm propriedades mecânicas muito favoráveis e as suas relações resistência/peso são superiores às da maioria das ligas

2.   Quando comparados com os metais, oferecem também muitas outras vantagens, incluindo a não corrosividade, a translucidez, as boas propriedades de ligação e a facilidade de reparação

3.   As propriedades mecânicas superiores do FRC fazem dele um material ideal para a restauração de cavidades de grandes dimensões e para a obturação pós-endodôntica

4.   O FRC pode ser curado até 4-5 mm.

5.   As restaurações FRC oferecem uma alternativa minimamente invasiva e de baixo custo à dentisteria de restauração convencional.

6.   O FRC impede a propagação de fissuras em dentes restaurados

7.   Também oferece aplicações interessantes na reparação e reforço de dentaduras, retentores ortodônticos e no fornecimento de postes e núcleos estéticos feitos à medida

8.   Oferecem também a possibilidade de fabrico em consultório e em laboratório.[15]

A utilização da tecnologia reforçada com fibras em medicina dentária remonta à década de 1960. As primeiras tentativas de adaptar a tecnologia a aplicações dentárias envolveram a incorporação de fibras de reforço na resina de base de dentadura de polimetilmetacrilato (PMMA) para reduzir a incidência de fratura. Quando o compósito se estabeleceu como material de restauração em medicina dentária, foram feitas tentativas para utilizar a tecnologia de reforço de fibras para lhe dar resistência suficiente para ser utilizado como ponte fixa. Algumas tentativas iniciais utilizaram fibras de carbono e não foram totalmente bem sucedidas. Infelizmente, as fibras de carbono são pretas ou coloridas, o que é difícil de mascarar em procedimentos dentários estéticos.

As primeiras tentativas de utilização da tecnologia FRC em medicina dentária envolveram a adaptação de materiais industriais facilmente disponíveis para utilização em restaurações dentárias.

1980:- O Dr. Paul C. Belvedere investigou a resistência do compósito dentário reforçado com fibras de aramida (Kevlar, DuPont, Wilmington, Delaware). Barras de compósito dentário de 2 mm × 2 mm × 1 cm foram reforçadas com tanta fibra quanto possível de ser incorporada no volume disponível. As fibras eram unidireccionais e estendiam-se a todo o comprimento da amostra. A microscopia eletrónica de varrimento determinou que as amostras tinham cerca de 50% de fibras em volume. As amostras foram então testadas até à rotura utilizando uma máquina Instron. As amostras reforçadas apresentaram um aumento de cerca de cinco vezes na resistência à flexão em relação a um controlo não reforçado. A análise da estrutura em rotura revelou que, na rotura, as fibras se tinham esticado, reduzindo a sua área de secção transversal, deixando um espaço à volta da periferia das fibras. Este facto sugere que os elos mais fracos da estrutura eram a resistência das fibras e a resistência da ligação entre as fibras e a matriz de resina.

1992:- Goldberg e Burstone investigaram a resistência de compósitos reforçados com fibras de vidro S tratadas com silaneto e compararam os seus resultados com relatórios anteriores que cobriam fibras de carbono ou Kevlar. Demonstraram resultados de resistência substancialmente superiores aos de investigadores anteriores e atribuíram os seus melhores resultados a uma maior percentagem de fibra na estrutura. Conseguiram cerca de 40% a 45% de fibra por volume. Também previram que o desafio no desenvolvimento de um FRC adequado para utilização em medicina dentária é manter uma elevada percentagem de fibra na mistura, satisfazendo simultaneamente os requisitos de estética aceitável e facilidade de manipulação clínica.

1994:- Colegas de Vallittu investigaram o efeito do reforço da resina acrílica com fibras de carbono, vidro e aramida (Kevlar). Observaram um aumento da resistência à fratura em todas as amostras que era proporcional à concentração de fibras incorporadas. Também notaram vazios nos espécimes que comprometiam a resistência da estrutura. Estes vazios eram mais prevalentes com as fibras de vidro e de carbono. Um estudo posterior efectuado por Vallittu demonstrou que os vazios eram em grande parte causados pela contração da polimerização da resina PMMA. A contração de 21% da resina PMMA é substancialmente mais elevada do que os 3% a 6% observados para o compósito dentário, pelo que a contração da polimerização parece ser uma preocupação.

1994:- Viguie e colaboradores analisaram o compósito dentário reforçado com fibras de carbono em três configurações: fibras curtas, fibras tecidas e fibras unidireccionais longas. Concluíram que as fibras unidireccionais longas proporcionavam o maior aumento de resistência, seguidas das fibras tecidas e curtas. Os seus testes foram efectuados até à falha com uma barra de material com 100 mm × 10 mm × 2 mm de altura. Isto, obviamente, é substancialmente maior do que o utilizado pela maioria dos outros investigadores e muito maior do que qualquer coisa construída para uso no ambiente oral. O método de ensaio também não teve em conta as forças complexas que actuam sobre um aparelho dentário. Ainda assim, a sua conclusão de que as fibras unidireccionais longas conferem maior resistência do que as fibras curtas ou tecidas tem provavelmente mérito, se as fibras puderem ser orientadas dentro da estrutura para resistir às forças que lhe são aplicadas.

1998:- Goldberg e colegas examinaram quatro dos sistemas de reforço de fibras disponíveis no mercado. Os produtos de vidro eram consistentemente mais fortes do que os materiais de polietileno.

Os materiais unidireccionais também foram considerados superiores aos materiais entrançados ou tecidos.

1999:- Dyer e Sorensen examinaram o efeito de várias caraterísticas de projeto na resistência de estruturas fabricadas com FRC. Foram analisadas três configurações diferentes:

(1)   Fibras de vidro unidireccionais em forma de barra e enroladas à volta dos pilares;

(2)   Fita de polietileno tecida para criar uma viga em I;

(3)   Fibras de vidro unidireccionais para a barra de suporte e fibras tecidas em espiral à volta de toda a barra de suporte.

Descobriram que as fibras de vidro unidireccionais com as fibras tecidas enroladas à volta apresentavam a resistência global mais elevada, embora isto se devesse em grande parte ao facto de esta configuração também resultar na maior concentração de fibras na estrutura. A configuração de viga em I tinha maior resistência do que as outras duas concepções quando a percentagem de fibras era considerada.

Na maioria dos estudos de FRC em medicina dentária, é utilizada uma experiência simples. Uma barra de tamanho padrão do material compósito é colocada num dispositivo que aplica uma carga de três pontos, e a amostra é testada até à falha. Estes estudos concluem normalmente que a resistência do material aumenta substancialmente com a adição das fibras de reforço, mas concluem frequentemente que a resistência da estrutura resultante é ainda inadequada para utilização como restauração dentária. Esta conclusão não se correlaciona bem com o excelente sucesso clínico alcançado por muitos profissionais. O compósito dentário reforçado com fibras pode não funcionar no papel, mas funciona extremamente bem na boca.

Os materiais podem ser descritos como *frágeis* ou *dúcteis*. Quando o limite elástico de um material é excedido, os materiais frágeis fracturam e os materiais dúcteis dobram. Os compósitos dentários dobram muito pouco e são classificados como frágeis, mesmo quando o compósito é reforçado com fibras.

Os compósitos dentários, como todos os materiais frágeis, falham como resultado da propagação de fissuras. Os defeitos geométricos na estrutura actuam como pontos de concentração de tensão. Estas irregularidades podem ser buracos, bolhas, fissuras, cantos afiados, etc. Estes defeitos fazem com que as tensões no interior do material se concentrem nesses pontos, provocando o início da fratura, apesar de a tensão global no interior do material estar bem dentro da sua resistência teórica.[15] Este é o mesmo princípio utilizado no corte de vidro. Um pequeno risco é gravado na superfície do vidro e é aplicada uma tensão ao material. O risco actua como uma fonte de concentração de tensão e o vidro parte-se ao longo da linha riscada na sua superfície. Se o risco não continuar completamente ao longo da amostra, a fratura começa onde o risco concentra a tensão e propaga-se irregularmente ao longo do vidro, porque o fim da fratura se torna o novo ponto de concentração de tensão, até ocorrer a falha.[18] O sucesso ou fracasso clínico do FRC pode ser tanto uma função do nosso sucesso em minimizar as microfissuras e irregularidades na estrutura como da resistência inerente dos materiais.[64]

A resistência à fratura de qualquer material é menos uma função da sua força do que da sua tenacidade. A resistência à fratura é a resistência de um material à formação de fissuras e é uma medida da tolerância aos danos da estrutura. O vidro e o aço têm resistências à tração semelhantes, mas ninguém sugere que os dois sejam permutáveis; o aço é mais resistente do que o vidro. Uma pequena fenda num painel de vidro resulta numa rápida propagação da fenda, resultando na fratura do vidro. As pequenas fissuras no aço não produzem necessariamente uma fratura. Quando a estrutura é colocada sob tensão, são criadas milhares de microfissuras no material.[34] Estas microfissuras tendem a percorrer a estrutura e, se for permitido que se liguem umas às outras, acabam por se fundir em fissuras macroscópicas e, em seguida, em linhas de fratura.

As fibras do CRF aumentam a capacidade de suporte de carga da estrutura através de dois mecanismos separados e distintos. Em primeiro lugar, as fibras actuam como um componente de suporte de tensão, como seria intuitivamente esperado. Suportam as forças de oclusão, tal como os cabos numa ponte suspensa. Também reforçam o compósito, actuando como um componente de bloqueio e desvio de fissuras. À medida que as microfissuras se propagam através da matriz de resina, se encontrarem uma fibra, são paradas e deflectidas ao longo da interface entre a fibra e a resina. A fibra fica circunferencialmente separada da matriz de resina. Quando a fenda intercepta outra fibra, bifurca-se e divide-se, multiplicando o número de fendas na estrutura. A criação de cada nova fenda consome energia e aumenta o trabalho de fratura do material. Este mecanismo dissipa a energia aplicada à estrutura. O processo de ramificação das fissuras continua até que as necessidades de energia se tornem demasiado elevadas ou o material se fracture. Com o tempo, a acumulação de fissuras na estrutura começa a atuar como um mecanismo de alívio de tensões. As tensões são aliviadas pela fricção entre as superfícies do material em contacto com a fenda. A flexão da prótese também transfere tensões para as fibras, que depois suportam a estrutura como um componente de suporte de tensões.[23]

O material unidirecional apresenta uma resistência superior na direção das fibras, existindo pouca correlação entre as tensões colocadas numa restauração dentária e as tensões unidireccionais colocadas nos materiais em testes laboratoriais. Rudo e Karbhari argumentam que a ação de suporte de carga das fibras é secundária à sua função de interrupção de fissuras. Por conseguinte, as fibras não precisam de ser unidireccionais. As fibras tecidas podem oferecer maior resistência, porque as fibras que se intersectam são mais eficazes a parar e a desviar as fissuras.

Independentemente do mecanismo, a incorporação de fibras de reforço no compósito dentário aumenta a resistência do material. A resistência à tração (e, por conseguinte, à flexão) da estrutura resultante é reforçada pelas fibras. Quanto mais fibras puderem ser incorporadas, maior será a resistência obtida.[21] O princípio está bem definido na *regra das misturas,* que afirma que as propriedades mecânicas de um material compósito são proporcionais ao volume e às propriedades dos componentes individuais da mistura. Na realidade, a resistência das restaurações dentárias de FRC tende a ser menor do que a teoria sugere, principalmente porque as limitações impostas pelo espaço e pelas considerações de design de uma restauração dentária reduzem a quantidade de fibra que pode ser incorporada na estrutura.[25] A literatura diz-nos que a quantidade de fibra incorporada na maioria das estruturas dentárias é baixa, normalmente na ordem dos 15% por volume.

Todos os produtos de reforço de fibra são variações de dois sistemas principais: plástico ou vidro. As fibras de plástico têm geralmente caraterísticas de manuseamento superiores às do vidro, enquanto o vidro é geralmente o material mais resistente.

A maioria dos sistemas de fibra plástica é de polietileno. As fibras são normalmente entrançadas ou tecidas numa fita, com cada fabricante a afirmar ter a configuração superior. Na realidade, a forma como as fibras são tecidas faz pouca diferença na resistência da restauração resultante. Pode, no entanto, resultar em diferenças na forma como o material é manuseado. Surgem também preocupações quanto à capacidade de impregnar totalmente com resina determinadas configurações de fibras firmemente tecidas.[64]

A superfície das fibras plásticas é normalmente tratada com plasma de gás frio para melhorar a ligação entre as fibras e a resina. Nesta técnica, as fibras são expostas a um gás de oxigénio parcialmente ionizado que actua através de um processo de ablação e ativação. A ablação resulta numa corrosão da fibra e num aumento da presença de grupos quimicamente activos na superfície da fibra. Estes grupos ligam-se quimicamente à resina, enquanto a superfície gravada facilita uma ligação micromecânica. O tratamento com plasma também melhora a molhabilidade da superfície da fibra, o que aumenta a resina em contacto com a fibra e ajuda a reduzir a presença de vazios e bolhas na interface resina-fibra, que actuam como pontos de concentração de tensão. No entanto, o tratamento por plasma de gás frio é altamente suscetível à contaminação. Por conseguinte, as fibras devem ser manuseadas cuidadosamente para evitar a contaminação antes de serem impregnadas com resina. Um fabricante inclui um par de luvas de algodão no kit para proteger as fibras durante o manuseamento, mas estas não são práticas. Evitar cuidadosamente o contacto com as fibras antes de as impregnar é suficiente.[32]

As fibras de vidro são de dois tipos, vidro E ou vidro S. Os dois materiais são diferentes do ponto de vista químico, mas o seu manuseamento é essencialmente idêntico. O vidro S é o mais forte dos dois e tem um módulo de elasticidade mais elevado. As fibras de vidro são teoricamente mais fortes do que o plástico, mas a sua rigidez torna-as muito mais difíceis de trabalhar clinicamente. As fibras de vidro S são mais rígidas, pelo que a memória elástica é mais problemática no manuseamento e colocação para aplicações dentárias.

As fibras de vidro são gravadas e silanizadas para melhorar a ligação entre a resina e a fibra. O processo de condicionamento é semelhante ao condicionamento da porcelana antes da colagem, embora o processo atual seja exclusivo. O condicionamento das fibras de vidro é, segundo todos os relatos, crítico em termos de duração e química. As fibras de vidro não podem ser condicionadas e silanizadas na cadeira. Se forem demasiado gravadas, a sua resistência diminui drasticamente; se forem pouco gravadas, a ligação à resina é inadequada.[24]

A orientação e os tipos de fibras podem ser:

- Fibras unidireccionais (longas, contínuas, paralelas)
- Trançado
- Fibras tecidas.

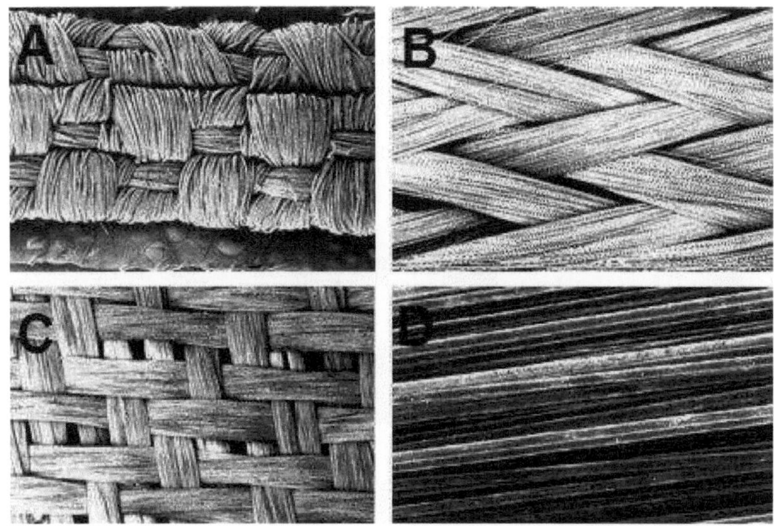

Figura 1: Micrografias electrónicas de varrimento de várias arquitecturas de fibras. (A) fibras de polietileno tecidas; (B) fibras de vidro entrançadas; (C) fibras de vidro tecidas (bidireccionais); (D) fibras de vidro unidireccionais

Normalmente, as fibras têm 7 a 10 micrómetros de diâmetro e cobrem o comprimento da prótese ou do aparelho. As partículas utilizadas nos compósitos dentários de restauração padrão têm 1 a 5 pm de diâmetro, ou seja, um tamanho submicrónico e até alguns milímetros de comprimento.[65]

Polímeros: Os polímeros mais utilizados baseiam-se em misturas de poli(metacrilato de metilo)/metacrilato de metilo (PMMA/MMA). A polimerização leva à formação de uma rede polimérica interpenetrante (IPN) através da combinação das esferas de PMMA e da matriz polimérica à base de monómero, porque o PMMA fica parcialmente (esferas grandes de PMMA) ou totalmente (esferas pequenas) dissolvido no monómero.

Polímeros reforçados com fibras: A resistência dos polímeros pode ser melhorada através da adição de fibras de reforço.[66] Ao combinar dois ou mais materiais para fazer um compósito, é possível obter melhores propriedades mecânicas do que as obtidas pelos polímeros isoladamente.

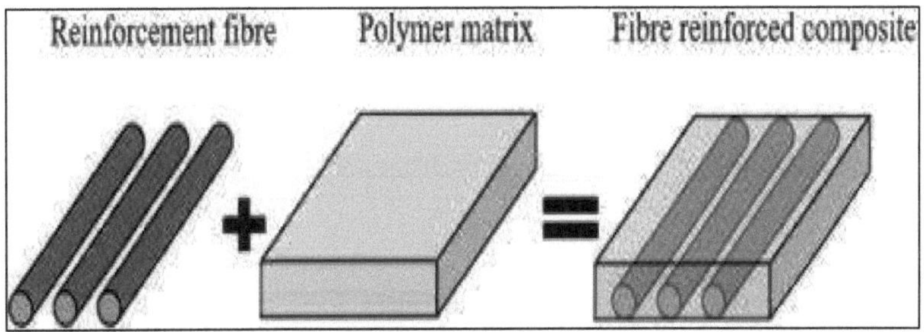

Figura 2: Estrutura dos compósitos reforçados com fibras

Matriz de resina: São necessárias considerações especiais para desenvolver um material de resina para o reforço de fibras. Os requisitos ideais são que um material de resina destinado à incorporação de fibras deve possuir propriedades mecânicas que tolerem forças mastigatórias, o material deve ser biocompatível, ser capaz de resistir à degradação, deve ter baixa sorção de água e solubilidade, baixa concentração de monómero residual.

Quantidade de fibras: A quantidade de fibras numa matriz polimérica pode ser indicada em percentagem de peso (% em peso) ou em percentagem de volume (% em volume). Devido às diferenças na densidade das fibras, recomenda-se a apresentação em percentagem de volume. O aumento do teor de fibras de reforço melhora as propriedades de flexão.[67] No entanto, um maior teor de fibras nem sempre resulta em propriedades mecânicas mais elevadas.

Orientação das fibras: As propriedades mecânicas e físicas estão relacionadas com a orientação do reforço. A orientação das fibras pode influenciar a resistência, o módulo e o coeficiente de expansão térmica.[41] A orientação das fibras pode alterar as propriedades de um polímero reforçado com fibras de isotrópico para anisotrópico e até ortotrópico. Os polímeros reforçados com fibras unidireccionais contínuas conferem propriedades anisotrópicas ao compósito. As fibras contínuas bidireccionais (tecidas) conferem propriedades ortotrópicas num plano e as fibras orientadas aleatoriamente conferem propriedades isotrópicas. As fibras longitudinais unidireccionais apresentam propriedades mecânicas superiores ao longo do seu eixo longo.[65]

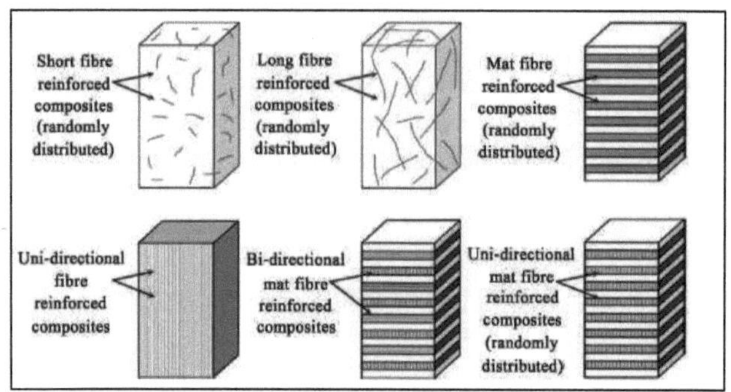

Figura 3: Diferentes tipos de orientação das fibras utilizadas no fabrico do laminado

Orientação das fibras	Direção da tensão	Eficiência do reforço
Todas as fibras paralelas	Paralelo às fibras	1
	Perpendicular às fibras	0
Fibras de forma aleatória e uniforme distribuídos num plano específico	Qualquer direção no plano das fibras	3/8
Fibras de forma aleatória e uniforme distribuídos em três dimensões em Espaço	Qualquer direção	1/5

Tabela 1: Eficiência de reforço dos compósitos reforçados com fibras para várias orientações das fibras e em várias direcções de aplicação de tensões[68]

Adesão das fibras à matriz polimérica: O reforço com fibras é eficaz apenas quando uma determinada carga pode ser transferida da matriz para o reforço, e isto pode ser conseguido quando existe uma adesão completa entre a matriz de resina e as fibras. Uma adesão insuficiente das fibras pela matriz de resina resulta em vazios e porosidades no compósito reforçado com fibras que são susceptíveis de absorção de água. Os vazios e porosidades no compósito reforçado com fibras podem diminuir as propriedades de flexão e os agentes de acoplamento de silano podem otimizar a ligação química e física entre diferentes componentes em materiais compósitos.

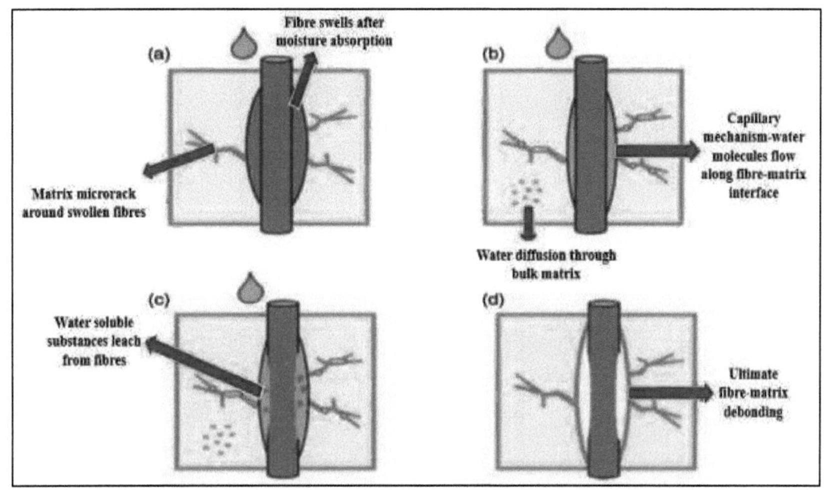

Figura 4: Efeito da absorção de água da fibra natural nas propriedades mecânicas do laminado compósito69

CLASSIFICAÇÃO

1.   *Com base na incorporação de fibras*

- Vidro

- Carbono

- Polietileno.

2.   *Com base na arquitetura*

- Unidirecional

- Malha

- Tecer

- Trança.

3.   *Com base no método de fabrico*

- Pré-impregnado na cadeira

- Produto de laboratório pré-impregnado

4.   *Com base na camada*

- o Compósitos de camada única

  ➢ Compósitos reforçados com fibras contínuas o Reforço unidirecional o Reforço bidirecional

  ➢ Compósitos reforçados com fibras descontínuas o Orientação aleatória o Orientação preferencial

- o Compósitos multicamadas
  - ➢ Laminados
  - ➢ Híbridos

Product	Company	Fiber Type	Fiber architecture
Pre-impregnated dental	laboratory	products	
FibreKor	Jeneric/ Pentron	Glass	Unidirectional
Vectris pontic	Ivoclar	Glass	Unidirectional
Vectris frame and single	Ivoclar	Glass	Mesh
Pre-impregnated dental	chairside	products	
Splint-It	Jeneric/ Pentron	Glass	Unidirectional
Splint-It	Jeneric/ Pentron	Glass	Weave
Splint-It	Jeneric/ Pentron	Polyethylene	Weave
Impregnation required	chairside	products	
Connect	Kerr	Polyethylene	Braid
DVA fibers	Dental Ventures	Polyethylene	Unidirectional
Fibre-Splint	Inter Dental Distributors	Glass	Weave
Fibreflex	Biocomp	Kevlar	Unidirectional
GlasSpan	GlasSpan	Glass	Braid
Ribbond	Ribbond	Polyethylene	Leno weave
Pre-impregnated	prefabricated	posts	
C-post	Bisco	Carbon	Unidirectional
Fibrekor	Jeneric/ Pentron	Glass	Unidirectional

Quadro 2: Classificação dos produtos dentários compósitos reforçados com fibras[70]

As fibras de vidro são fios finos de vidro à base de sílica, que são extrudidos em fibras de pequeno diâmetro. Estas fibras são colocadas numa matriz de resina para produzir compósitos reforçados com fibras de vidro. As fibras de vidro existem em diferentes composições, nomeadamente vidro A, vidro C, vidro D, vidro AR, vidro S e vidro E, têm diferentes propriedades e utilizações, mas, em geral, todas as fibras de vidro são amorfas e são formadas por uma rede tridimensional de sílica, com oxigénio e outros átomos dispostos aleatoriamente.[71]

Os compósitos reforçados com fibra de vidro oferecem muitas vantagens aos materiais dentários, uma vez que proporcionam uma estética aceitável, não corrosividade, elevada tenacidade, ausência de metal, efeito não alérgico, manuseamento aplicável do lado da cadeira, biocompatibilidade e capacidade de serem adaptados para satisfazer os requisitos específicos de muitas aplicações dentárias.[71]

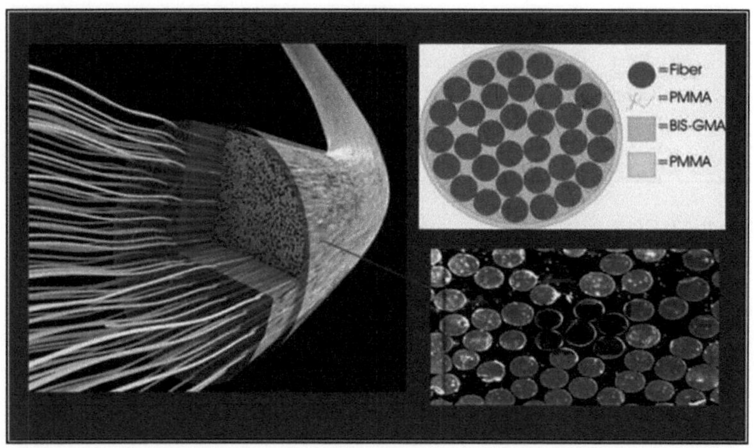

Figura 5: Estrutura esquemática do compósito de fibra de vidro reforçada e imagem SEM das fibras de vidro

Orientação das fibras: A orientação da fibra de vidro também influencia o comportamento térmico do compósito. O coeficiente térmico varia de acordo com a direção da fibra. Isto pode ter um impacto clínico significativo, por exemplo, na adesão do compósito de revestimento na estrutura de GFRC da prótese parcial fixa e na adesão do aparelho de GFRC à substância dentária. A orientação das fibras tem um impacto na tensão de contração linear. No caso dos materiais GFRC unidireccionais contínuos, a tensão de retração ao longo da fibra foi baixa, enquanto a retração principal ocorreu na direção transversal à direção da fibra. À semelhança dos GFRC unidireccionais contínuos, os GFRC bidireccionais apresentaram muito pouca deformação de retração em qualquer direção. O GFRC com fibras orientadas aleatoriamente apresentou uma retração de polimerização baixa, mas ligeiramente superior à do GFRC bidirecional.[71]

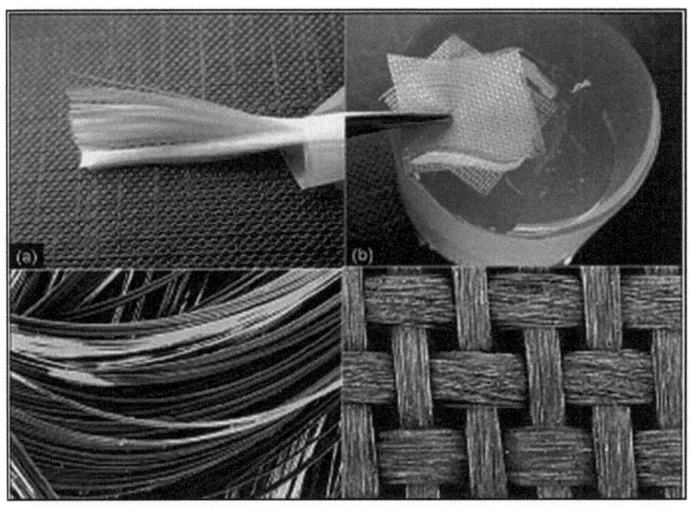

Figura 6: Imagens unidireccionais e bidireccionais de fibras de vidro. (a) Laminados de fibras unidireccionais, (b) moldagem por injeção de fibras curtas e longas descontínuas (bidireccionais) e (c) laminados de tecidos (tecidos, malhas e entrançados).

Quantidade de fibras

Em medicina dentária, a fração de fibra é relativamente baixa. A razão deve-se ao facto de a fibra de vidro dever ser coberta com uma camada de polímero não preenchido ou com uma camada de compósito de partículas de enchimento. Existem interações significativas entre as fibras de vidro, o que resulta numa ligação deficiente entre as fibras e a matriz. Se estas estiverem a ser puxadas para fora da matriz, bem como a matriz a ser removida em torno das fibras, o que conduz a uma elevada taxa de desgaste. A elevada concentração de fibras de vidro pode levar à fratura prematura das fibras, para além de uma quantidade significativa de fibras arrancadas. A quantidade ideal de fibras para uma resistência superior ao desgaste situa-se entre 2,0 e 7,6 % em peso da matriz. Existem interações significativas entre as fibras, o que resulta numa fraca ligação entre as fibras e a matriz. [71]

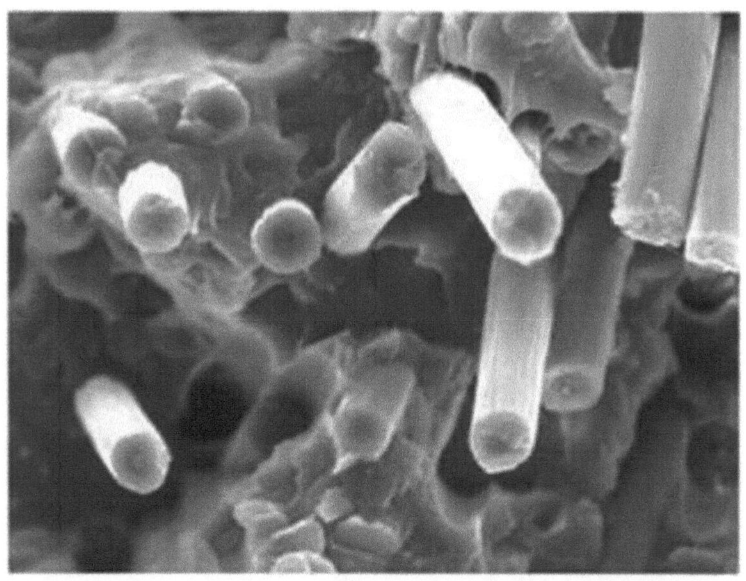

Figura 7: As imagens SEM mostram a quantidade de fibras na matriz polimérica

APLICAÇÕES CLÍNICAS DE COMPÓSITOS REFORÇADOS COM FIBRA DE VIDRO

PRÓ-TODONTIA	• **Próteses removíveis** • **próteses parciais fixas**
ENDODONTIA	**Postes de canal radicular**
DENTISTERIA DE RESTAURAÇÃO	**Restaurações provisórias**
PERIODONTOLOGIA	**Talas periodontais**
ORTODONTIA	**Retentores ortodônticos mantenedores de espaço**

Quadro 3: Aplicações clínicas de compósitos de fibra de vidro reforçada

Fabrico de pontes

A técnica para o fabrico intra-oral direto de uma ponte FRC anterior começa com um conjunto de modelos de estudo. O modelo é modificado com cera ou compósito para criar os contornos linguais desejados para a ponte finalizada. O autor normalmente usa compósito para simular a porção lingual do pôntico e, em seguida, faz uma incrustação de cera na superfície lingual dos dentes pilares nos modelos para simular a espessura do retentor e as fibras nesses dentes. [64]A superfície vestibular do pôntico não é importante nesta fase; ela será desenvolvida na boca quando a ponte for fabricada.

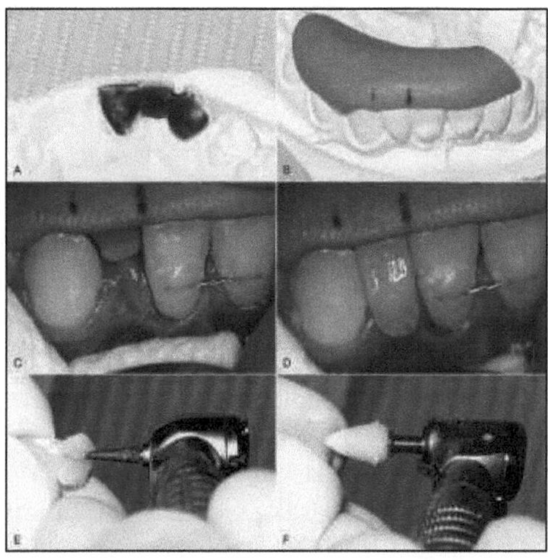

Figura 8: - A, Os contornos linguais da ponte são reproduzidos em compósito ou cera num modelo de estudo. B, A matriz é fabricada a partir de massa de polissiloxano de vinil. C, Será utilizada como molde para formar as superfícies lingual e gengival do botão do pôntico. São efectuadas marcas na matriz para simplificar a colocação da matriz na boca. D, o compósito é injetado no espaço criado pela matriz, tecidos e dentes do pilar para criar a forma básica do botão do pôntico. E, O botão do pôntico é aparado para estabelecer uma forma de contorno e os contornos da superfície do tecido. F, Uma vez estabelecidos os contornos apropriados, a superfície do tecido e a superfície lingual do botão pôntico são polidas até obter um brilho elevado

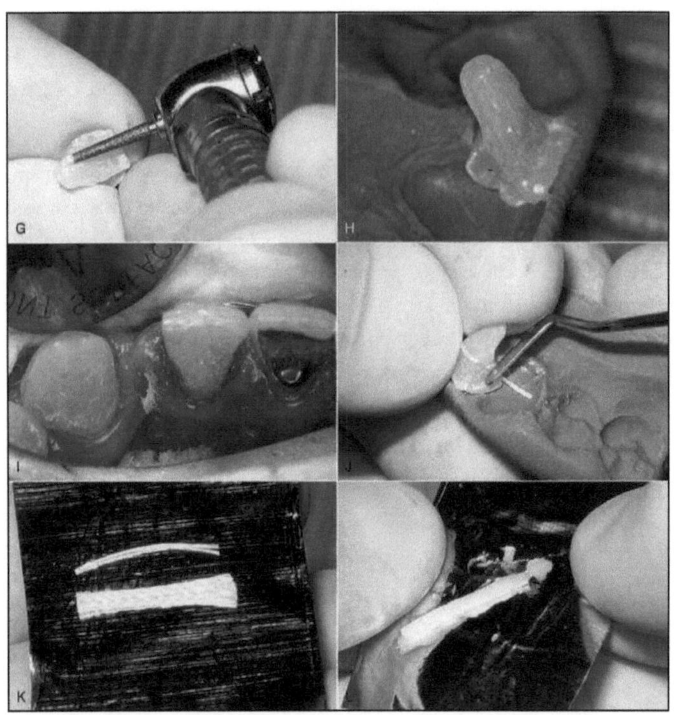

Figura 8:- G, É criada uma linha de acabamento em chanfro à volta do contorno da superfície labial para estabelecer uma linha bem definida para terminar o compósito quando desenvolver o resto do pôntico. Nesta altura, o pôntico também é contornado para garantir espaço adequado para as fibras passarem entre o botão do pôntico e os dentes do pilar. H, O botão do pôntico completo deve ser razoavelmente estável quando colocado de volta na matriz. I, Quando as fibras e o botão do pôntico estiverem prontos, os dentes são preparados, desbastando o esmalte e preparando preparos conservadores de classe III nos pilares. Os dentes são então condicionados e é aplicado um adesivo de dentina. J, A fita dentária ou fio dental é posicionada e cortada ao comprimento para servir de padrão para as fibras. K, O padrão de fita dentária é utilizado para medir o comprimento das fibras necessárias. L, As fibras são humedecidas com resina não preenchida e depois impregnadas com resina composta de corpo leve.

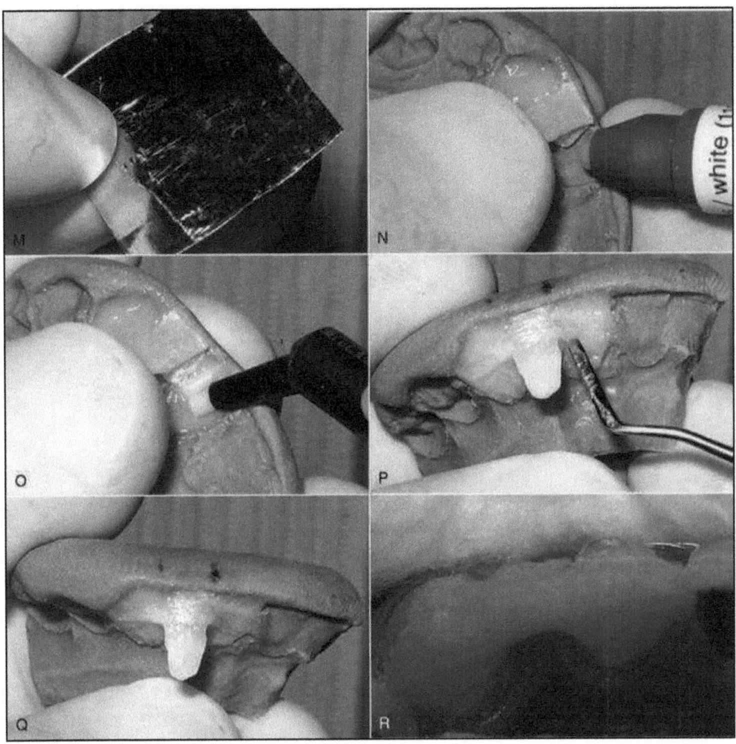

Figura 8:- M, A folha de alumínio é dobrada para proteger as fibras impregnadas da luz ambiente e colocada de lado. N, Enquanto o assistente assegura que os dentes permanecem secos e não contaminados, o dentista coloca o botão do pôntico na matriz e uma pequena quantidade de compósito de baixa viscosidade na área do pilar da matriz. O e P, O compósito é então aplicado nas áreas do pilar da matriz. As fibras impregnadas são recuperadas da folha de alumínio e colocadas em posição na matriz. Q, Todas as partes da ponte anterior de compósito direto reforçado com fibras são mostradas na matriz e prontas para serem inseridas na boca. R, Após a polimerização com a matriz no sítio, a superfície lingual da ponte está essencialmente completa. Apenas é necessário um pequeno corte e polimento.

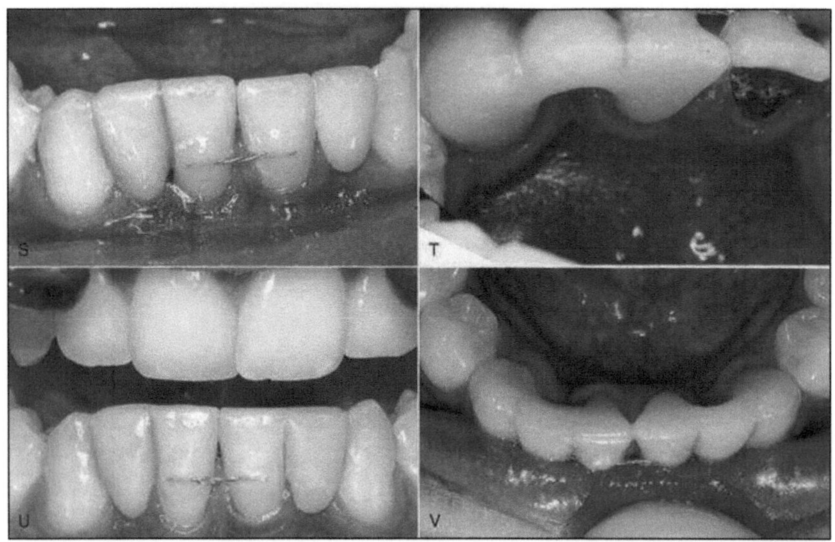

Figura 8: - S e T, A superfície lingual da ponte concluída demonstra um design de pôntico de colo de crista modificado para facilitar a higiene. U e V, Este acompanhamento de 8 anos do caso demonstra que as pontes diretas reforçadas com fibra já não precisam de ser consideradas restaurações puramente provisórias ou temporárias.

Os pilares endodônticos de GFRC são outra opção introduzida na medicina dentária endodôntica; podem ser pilares pré-fabricados ou pilares de GFRC polimerizados individualmente. Os pilares de GFRC polimerizados individualmente apresentam resistências à flexão mais elevadas e uma melhor ligação ao cimento de cimentação de resina composta do que os pilares pré-fabricados.

Os pinos endodônticos de GFRC têm a vantagem de permitir a transmissão de luz para o interior do canal radicular, aumentando assim a ligação do cimento ao pino e à dentina.

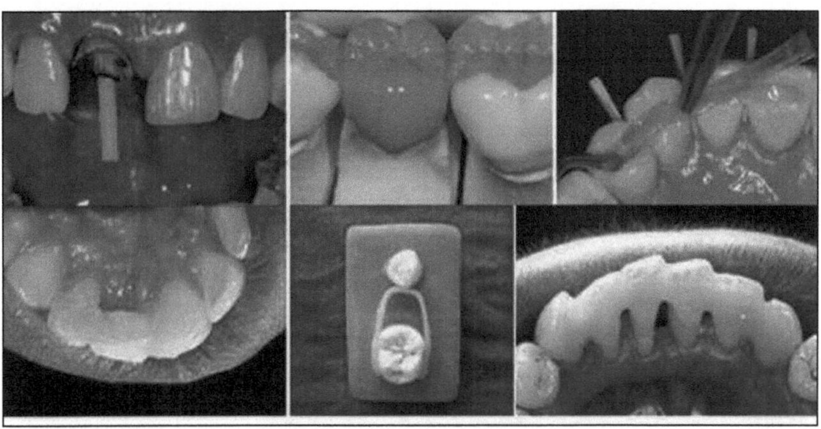

Figura 9: Exemplos ilustrativos de aplicações dentárias de compósitos de fibra de vidro reforçada

Uma das aplicações do compósito reforçado com fibra de vidro são as restaurações dentárias. As fibras de vidro curtas têm um impacto positivo nas tensões de contração da polimerização da resina composta e, consequentemente, nas microfugas marginais, pelo que são a escolha ideal para restaurações posteriores e de compósito em bloco. Estudos experimentais em GFRCs curtas revelaram uma elevada resistência à fratura, resistência à flexão e módulo de flexão.[27]

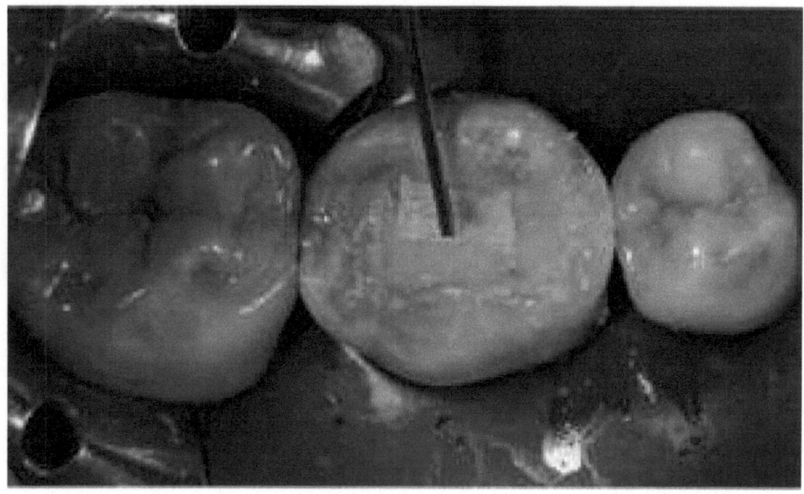

Figura 10: Restauro compósito com GFRC

A utilização de talas para dentes móveis não é certamente uma novidade na medicina dentária e existe uma variedade desconcertante de desenhos e materiais de talas relatados na literatura. Há algumas evidências que apoiam a utilização de talas metálicas fundidas, mas a maioria das talas fornecidas na prática geral baseiam-se em fios de ligadura de metal ligados aos dentes ou em talas compostas reforçadas com fibra.

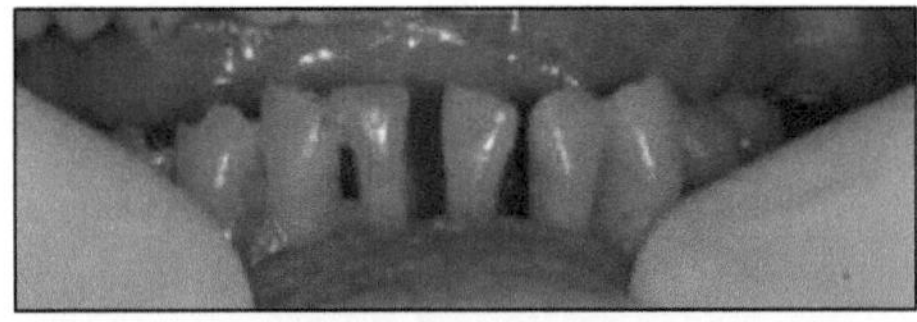

Figura 11:- Uma fotografia pré-operatória da tala inferior

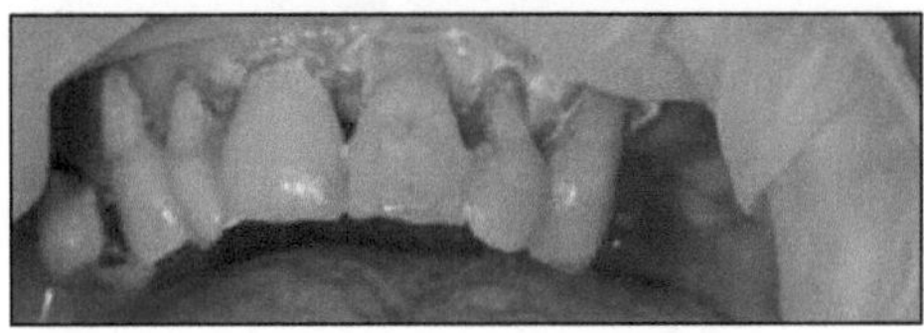

Figura 11:- B Colocação bucal de fibras de bastão no lugar

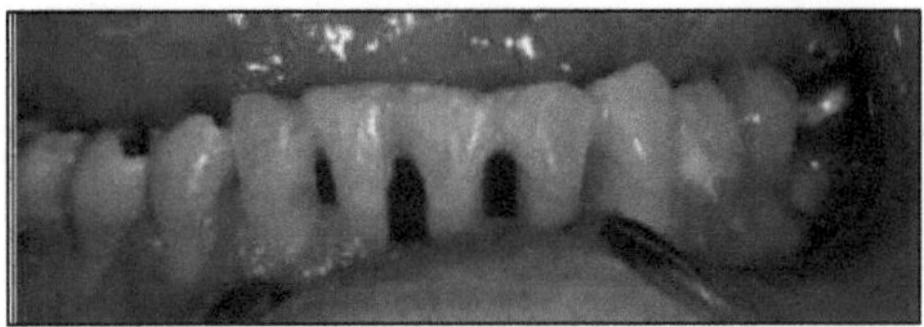

Figura 11:- C Tala estética colocada

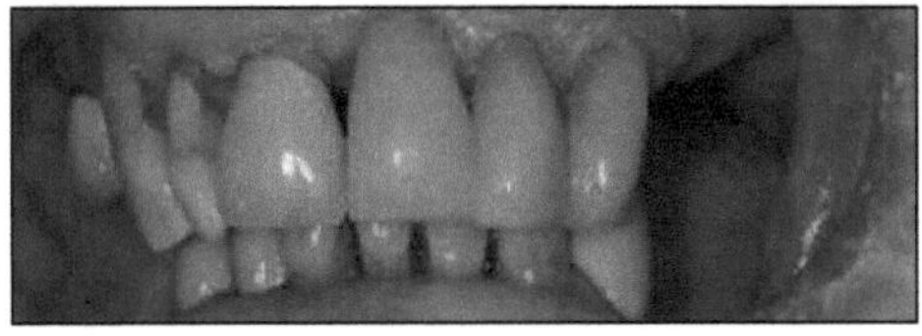

Figura 11:- Tala direta D colocada

Os compósitos reforçados com fibras de polietileno ou fibras de vidro podem resultar em materiais com propriedades mecânicas melhoradas, ou seja, rigidez, resistência, dureza e fadiga. As fibras produzem um efeito de aumento de carga em materiais compósitos frágeis, actuando como componente de suporte de tensões e através de mecanismos de interrupção ou desvio de fendas. Ramos *et al* demonstraram que as barras de ensaio compósitas contendo fibras de ribbond tinham uma resistência à fratura significativamente mais elevada do que as barras de ensaio não reforçadas.

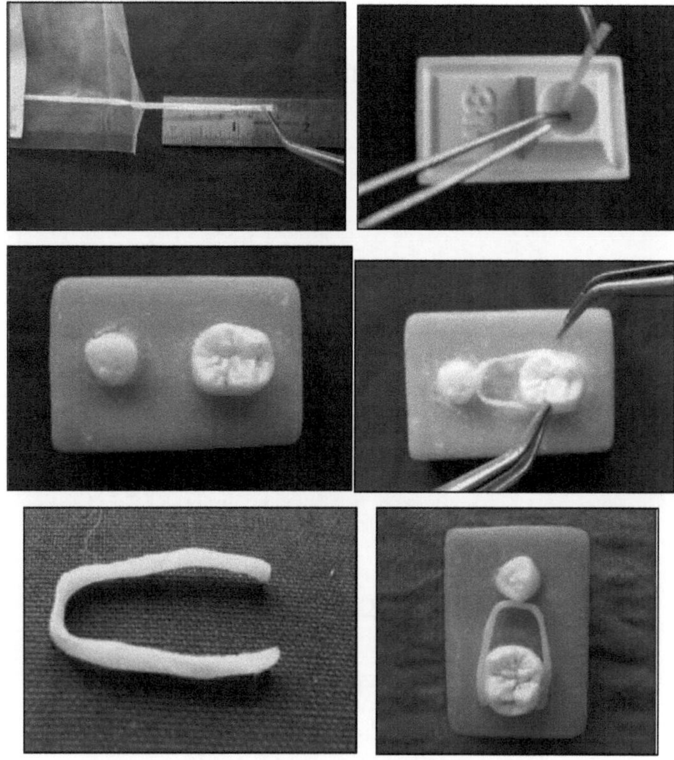

Figura 12:- Mantenedor de espaço do circuito FRC

LIMITAÇÕES DOS MATERIAIS REFORÇADOS COM FIBRA DE VIDRO

As fibras de vidro resistentes têm sido investigadas como agente de reforço em polímeros dentários há quase quarenta anos, mas alguns destes materiais podem ter limitações, por exemplo,

1. Nem sempre é possível incluir um número suficiente de fibras de vidro.

2. Alguns GFRC só podem ser utilizados numa determinada direção, recomendada pelo fabricante, devido à propriedade de anisotropia.

3. O compósito de revestimento sobreposto é propenso ao desgaste.

4. Rigidez deficiente para utilização em pontes de grande vão.

5. O manuseamento requer um controlo adequado da humidade para a técnica adesiva.

6. As situações oclusais posteriores devem ter espaço suficiente para as fibras de vidro e o compósito de revestimento sobreposto

7. Densidade relativamente mais elevada das fibras de vidro em comparação com outras fibras, como as fibras de carbono e as fibras orgânicas.

8. Auto-abrasivo se não for tratado e o módulo de tração tende a diminuir.

9. Resistência à fadiga relativamente baixa

10. O vidro S é muito caro, embora a sua vida útil seja curta.[32]

O interesse na utilização de materiais dentários reforçados com fibra de vidro está a aumentar; estes materiais oferecem uma resistência e dureza equivalentes aos tecidos dentários, com uma estética muito satisfatória.

A rápida e veloz evolução dos conceitos da tecnologia dos compósitos levou ao reforço de diferentes materiais com fibras. Vários tipos de fibras, incluindo fibras de carbono, fibras de vidro e fibras de polietileno de módulo ultra-elevado, têm sido utilizados para reforçar próteses. Verifica-se que a capacidade das fibras para reforçar a prótese depende das propriedades individuais das fibras; da impregnação das fibras com resina; da adesão das fibras à matriz; da orientação das fibras; do volume das fibras na matriz composta e da localização das fibras na prótese.

A fibra de carbono é a união de muitos milhares de filamentos. Cada filamento é constituído por 99,9% de carbono quimicamente puro com um diâmetro de 5-10 μm. A maior parte das fibras de carbono foi produzida através do aquecimento de poliacrilonitrilo no ar a 200°C - 250°C. Seguido de aquecimento numa atmosfera inerte a 1200°C, que remove o hidrogénio, o azoto e o oxigénio, deixando uma cadeia de átomos de carbono e formando assim fibras de carbono.

As diferentes orientações das fibras de carbono incluem a forma de fio, a forma de tapete tecido, as fibras em camadas, dispostas aleatoriamente, longitudinalmente e perpendicularmente à força aplicada. As fibras de carbono foram utilizadas principalmente para melhorar o comportamento à fadiga e a resistência ao impacto da prótese. Oferecem sobretudo uma restauração de qualidade com propriedades desejáveis.

<u>Aplicações das fibras de carbono:</u>

a)   Na medicina dentária, as fibras de carbono são utilizadas no fabrico de:

- Estrutura de prótese parcial fixa
- Instrumento de remoção da placa bacteriana de implantes com carbono incorporado
- Bases de prótese reforçadas com fibra de carbono
- Prótese sobre implante
- Estrutura do implantePilar reforçado com fibra de carbono.

b) No domínio da medicina, as fibras de carbono são utilizadas como implantes ortopédicos reforçados com carbono, exames de ressonância magnética, cadeiras de rodas hospitalares e outras utilizações cirúrgicas.

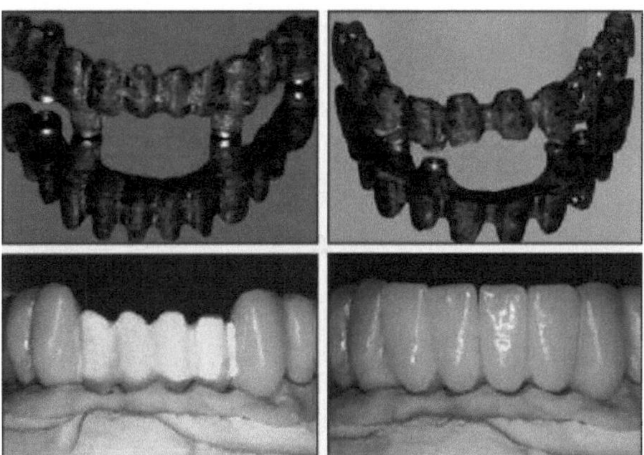

<u>Figura 13:- Estrutura feita de fibras de carbono</u>

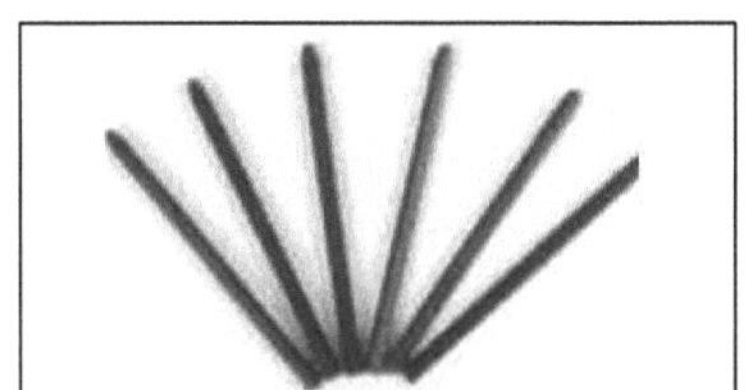

<u>Figura 14:- Postes reforçados com fibra de carbono</u>

<u>Vantagens das fibras de carbono:</u>

- Alta qualidade
- Peso leve
- Não é necessário equipamento especial
- A fundição não está concluída
- Melhor aderência
- Económico
- Resistente à fratura

<u>Desvantagens das fibras de carbono:</u>

- Anti-estético
- Não pode ser reciclado e reutilizado

<u>Propriedades das fibras de carbono:</u>

- Baixa densidade
- Rigidez
- Resistência à abrasão
- Elevada resistência à fratura
- Elevada resistência à fadiga e à fluência
- Biocompatibilidade
- Quimicamente inerte
- Estabilidade dimensional
- Baixo coeficiente de expansão térmica

A eficácia da tecnologia de reforço com fibras depende de muitas variáveis, incluindo o tipo de resina utilizada, a quantidade de fibras na matriz de resina, o tipo de fibra, o comprimento, a forma, a orientação, a adesão à matriz de polímero e a impregnação das fibras com a resina. A utilização de cada tipo de fibra na estrutura do FRC tem as suas próprias propriedades e vantagens em relação ao outro tipo, pelo que o conhecimento das vantagens e limitações de cada tipo de fibra permitirá ao clínico selecionar o melhor FRC para uma situação clínica específica.[44]

As fibras de polietileno são uma das fibras de reforço mais duráveis disponíveis. São constituídas por cadeias poliméricas alinhadas, têm baixo módulo e densidade e apresentam boa resistência ao impacto. São de cor branca, pelo que é possível utilizá-las em aplicações dentárias estéticas.

Tuncdemir et al. estudaram o efeito dos FRCs nas alterações de cor e na estabilidade dos compósitos de resina antes e depois do envelhecimento acelerado. Utilizaram dois tipos de FRCs, polietileno (Ribbond) e FRCs de vidro (ever Stick net), para além de PFCs anteriores e posteriores lisos. Antes do envelhecimento acelerado, verificaram que os tipos de PFC e de materiais FRC utilizados eram responsáveis pela diferença de cor. O PFC anterior reforçado com FRC de polietileno resultou numa alteração de cor total maior (ΔE=1,00) do que com FRC de vidro (ΔE=0,32). Após 300 horas de envelhecimento acelerado (o que equivale a 1 ano de serviço clínico), os FRCs mostraram alterações de cor clinicamente perceptíveis no intervalo de 1,5-3 unidades NBS. Por conseguinte, o reforço do compósito particulado com FRC não melhoraria a estabilidade da cor das resinas compostas sujeitas a envelhecimento acelerado.

Verificaram também que o compósito posterior reforçado com FRC de polietileno apresentou a maior alteração de cor, enquanto o compósito anterior reforçado com FRC de vidro apresentou a menor alteração de cor.

Os FRC de polietileno são conhecidos pela sua biocompatibilidade e podem ser tratados à superfície por irradiação (tratamento com plasma elétrico) para melhorar a ligação à resina. Apesar do tratamento por plasma, a baixa energia de superfície e a fraca adesão associada às fibras de polietileno fazem com que a ligação entre a matriz de resina e a fibra não seja suficiente. Os FRC de vidro são as fibras de reforço mais utilizadas, com elevada resistência à tração.

> Aparelho de retenção ortodôntico fixo

> Tala de estabilização pós-traumática

> Aparelho de retenção estético temporário μ Mantenedor de espaço fixo[44]

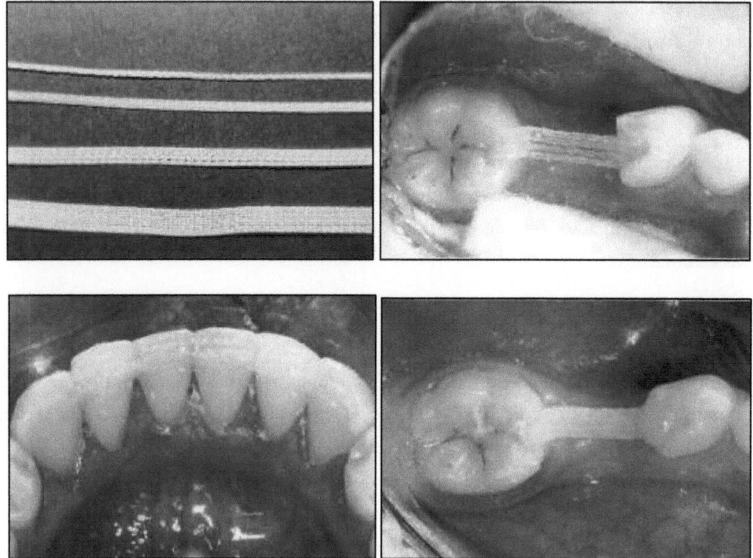

Figura 15:- FIBRAS DE POLIETILENO: A Fita de reforço colável em 4 tamanhos, B Fibra de polietileno Ribbond revestida com compósito fotopolimerizável, utilizada para retenção ortodôntica fixa. C Vista oclusal do mantenedor de espaço acabado

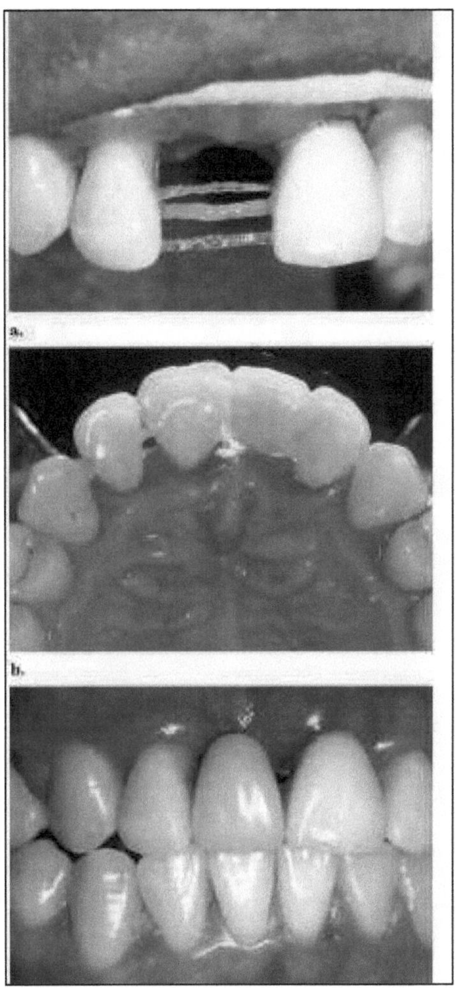

Figura 16:- Ribbond usado como aparelho de retenção estético temporário. A, espaço pôntico preparado com 3 segmentos separados de Ribbond; B, vista palatina do aparelho provisório com o dente acrílico colocado; C, vista frontal.

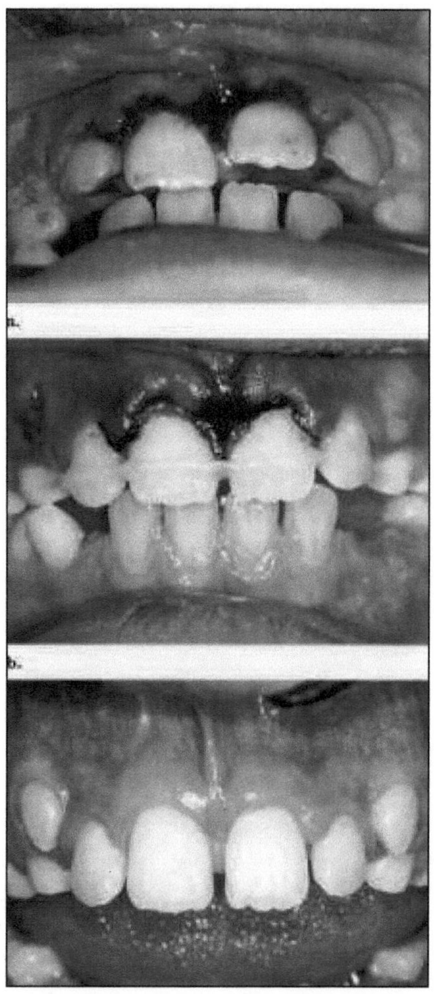

Figura 17:- Ribbond utilizado em tala de estabilização pós-traumática. A, segmento anterior traumatizado; B, dentes estabilizados com material de fibra de polietileno; C, vista frontal após cicatrização

REQUISITOS ESSENCIAIS PARA MATERIAIS E RESTAURAÇÕES FRC

1. Resistência química e mecânica contra o ambiente oral

2. Baixa adsorção microbiana ao material

3. Localização correta das fases do material no restauro

4. Boa aderência interfacial entre as fases do material

5. Concepções estruturais que reduzem a magnitude da tensão no dispositivo e no sistema dentário

6. Oclusão corretamente equilibrada para eliminar tensões localizadas elevadas na restauração.

Os polímeros sintéticos utilizados nos FRCs podem distinguir-se, por exemplo, pela sua estrutura de cadeia polimérica. Depois de o polímero ter sido polimerizado por uma reação de fixação de monómeros, a estrutura do polímero pode ser linear ou reticulada. Um polímero linear, também designado por polímero termoplástico, é formado quando a unidade monomérica tem apenas um grupo vinílico funcional reativo; no caso dos sistemas de resinas dentárias, principalmente o grupo metacrilato. Após o início da polimerização por adição de radicais livres (polimerização vinílica), as cadeias de polímeros lineares não estão ligadas covalentemente umas às outras. A ligação das cadeias poliméricas ocorre através de forças de coesão relativamente fracas de van der Waals (também conhecidas como forças de London). Os monómeros típicos, que se convertem na polimerização em estrutura de polímero linear, são o MMA. O MMA é normalmente utilizado como o principal componente monomérico dos polímeros de base de dentadura, em que o sistema de iniciação da polimerização se baseia num composto sensível à temperatura (peróxido de benzoílo) ou num ativador adicional de aminas terciárias.[84]

Os materiais compósitos são materiais artificiais ou naturais feitos de dois ou mais materiais constituintes com propriedades físicas ou químicas significativamente diferentes, que permanecem separados e distintos na estrutura acabada. A maioria dos compósitos tem fibras fortes e rígidas numa matriz que é mais fraca e menos rígida. O objetivo é normalmente criar um componente que seja forte e rígido, frequentemente com uma densidade baixa. O material comercial tem normalmente fibras de vidro ou de carbono em matrizes baseadas em polímeros termoendurecíveis, tais como resinas epóxidas ou de poliéster. Por vezes, os polímeros termoplásticos podem ser preferidos, uma vez que são moldáveis após a produção inicial. Existem outras classes de compósitos em que a matriz é um metal ou uma cerâmica. Na sua maioria, estes estão ainda numa fase de desenvolvimento, com problemas de custos de fabrico elevados que ainda não foram ultrapassados. Além disso, nestes compósitos, as razões para a adição de fibras (ou, em alguns casos, de partículas) são muitas vezes bastante complexas; por exemplo, podem ser procuradas melhorias em termos de fluência, desgaste, resistência à fratura, estabilidade térmica.

Os compósitos de polímeros reforçados com fibras (FRP) são cada vez mais considerados como um reforço e/ou substituto de componentes ou sistemas de infra-estruturas construídos com materiais tradicionais de engenharia civil, nomeadamente o betão e o aço. Os compósitos de FRP são leves, não corrosivos, apresentam uma elevada resistência específica e rigidez específica, são facilmente construídos e podem ser adaptados para satisfazer os requisitos de desempenho. Devido a estas caraterísticas vantajosas, os compósitos de FRP foram incluídos na construção nova e na reabilitação de estruturas através da sua utilização como reforço em betão, tabuleiros de pontes, estruturas modulares, cofragem e reforço externo para reforço e melhoria sísmica.

Os polímeros são diferentes de outros materiais de construção, como a cerâmica e os metais, devido à sua natureza macromolecular. A estrutura de cadeia longa, ligada covalentemente, torna-os macromoléculas e determina, através do peso molecular médio ponderal, Mw, a sua processabilidade, como a capacidade de fiação, sopro, estampagem profunda e, geralmente, de fusão.[64] O peso molecular médio numérico, Mn, determina a resistência mecânica, e os pesos moleculares elevados são benéficos para propriedades como a deformação até à rutura, a resistência ao impacto, o desgaste, etc. Assim, são cumpridos os limites naturais, uma vez que pesos moleculares demasiado elevados produzem viscosidades de cisalhamento e de alongamento demasiado elevadas que tornam os polímeros não processáveis.

Há muitos materiais compósitos à sua volta. O betão é um compósito. É feito de cimento, gravilha e areia, e muitas vezes tem varas de aço no interior para o reforçar. Aqueles balões brilhantes que recebemos no hospital quando estamos doentes são feitos de um compósito, que consiste numa folha de poliéster e numa folha de alumínio, formando uma sanduíche. Os compósitos de polímeros são feitos de polímeros ou de polímeros juntamente com outros tipos de materiais. Mas especificamente os compósitos reforçados com fibras são materiais em que uma fibra feita de um material é incorporada noutro material.

Os compósitos poliméricos são qualquer uma das combinações ou composições que compreendem dois ou mais materiais como fases separadas, pelo menos um dos quais é um polímero. Ao combinar um polímero com outro material, como o vidro, o carbono ou outro polímero, é frequentemente possível obter combinações ou níveis únicos de propriedades. Exemplos típicos de compósitos poliméricos sintéticos incluem resinas termoplásticas ou termoendurecíveis reforçadas com fibra de vidro, carbono ou polímero, borracha reforçada com carbono, misturas de polímeros, resinas reforçadas com sílica ou mica e betão ou madeira ligados ou impregnados com polímeros. Também é frequentemente útil considerar como compósitos materiais como revestimentos (combinações de pigmento-ligante) e polímeros cristalinos (cristalitos numa matriz de polímero). Os compósitos naturais típicos incluem a madeira (fibras celulósicas ligadas à lenhina) e o osso (minerais ligados ao colagénio). Por outro lado, as composições poliméricas compostas com um plastificante ou proporções muito baixas de pigmentos ou auxiliares de processamento não são normalmente consideradas como compósitos. Normalmente, o objetivo é melhorar a resistência, a rigidez, a tenacidade ou a estabilidade dimensional através da incorporação de partículas ou fibras numa matriz ou fase de ligação.[64]

Os compósitos de polímeros reforçados com fibras mais comuns baseiam-se em fibras de vidro, tecido, tapete ou roving incorporados numa matriz de resina epóxi ou poliéster. As resinas termoendurecíveis reforçadas que contêm boro, poliaramidas e, especialmente, fibras de carbono conferem níveis especialmente elevados de resistência e rigidez. Os compósitos de fibra de carbono têm uma rigidez relativa cinco vezes superior à do aço. Devido a estas excelentes propriedades, muitas aplicações são exclusivamente adequadas para compósitos de epóxi e poliéster. Embora as propriedades mais dramáticas sejam encontradas com resinas termoendurecíveis reforçadas, como as resinas epóxi e poliéster, também podem ser obtidas melhorias significativas com muitas resinas termoplásticas reforçadas. Os policarbonatos, o polietileno e os poliésteres estão entre as resinas disponíveis como composição reforçada com vidro.

Um bom contacto das fibras de reforço com a matriz de resina é um requisito essencial para a adesão das fibras à resina. A humidificação da superfície da fibra é necessária em primeiro lugar e quando existem mais fibras, como na mecha de fibra, no fio ou na trama. O termo que descreve a penetração do material de resina nos espaços entre as fibras é designado por impregnação de resina. A impregnação de resina está relacionada com as propriedades de humedecimento da superfície das fibras pela resina, a distância das fibras individuais entre si no produto de fibra e a viscosidade do material de resina.

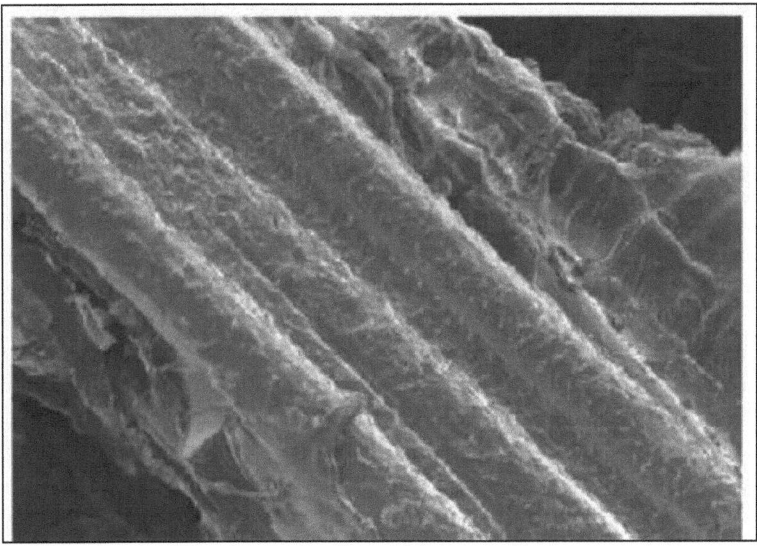

Figura 18:- Pré-impregnação das fibras na matriz polimérica

A adesão inter-racial fibra/matriz desempenha um papel importante na determinação das propriedades mecânicas de um compósito polimérico. Uma melhor ligação inter-racial conferirá a um compósito melhores propriedades, tais como resistência ao cisalhamento interlaminar, resistência à delaminação, resistência à fadiga e à corrosão.

A adesão entre as fibras de carbono não tratadas e as resinas comuns de qualidade aeroespacial é geralmente fraca. Foi desenvolvida uma variedade de técnicas de modificação da superfície para promover a ligação interfacial em compósitos de fibra de carbono. Numa abordagem, as fibras foram oxidadas com agentes oxidantes líquidos, como o ácido nítrico concentrado, ou com meios gasosos, como o ar, o oxigénio e o ozono. De um modo geral, a oxidação corta a superfície da fibra e possivelmente implanta grupos carbonilo e hidroxilo na superfície da fibra, resultando num aumento da força de ligação inter-racial. Numa segunda abordagem, polímeros como as resinas vinílicas, fenólicas e epoxídicas foram revestidos em fibras até cerca de 1-2% do peso das fibras. Estes revestimentos resultaram num grau variável de melhoria, mas o controlo da espessura do revestimento tem sido um problema.[84]

A adesão é promovida através de um tratamento químico da superfície das fibras, designado por colagem e silanização (ou silanação). A colagem tem muitas funções e é um processo pelo qual as fibras são revestidas com compostos anti-estáticos (que são normalmente diluídos em água). A colagem pode ser uma mistura muito complexa de ingredientes. Esses ingredientes são tipicamente um (ou vários) componentes poliméricos, um agente de acoplamento e uma gama de aditivos. Estes aditivos podem ser agentes anti-estáticos, plastificantes, modificadores de reologia, etc. As funções da colagem podem estar relacionadas com a produção da fibra, com o processamento da fibra e com as propriedades interfaciais proporcionadas pela colagem entre a superfície da fibra e a matriz do compósito. As fibras de vidro comerciais que são utilizadas em FRC são quase sempre pré-tratadas com um agente de acoplamento de silano, conhecido como "silanos". Estes agentes de acoplamento são reactivos tanto com a superfície inorgânica do vidro (e outras superfícies inorgânicas) como com as ligações duplas carbono-carbono vinílicas não reagidas numa matriz de resina.[82]

Foram também utilizadas soluções de agentes redutores, como o FeCI3, para melhorar a resistência da ligação interfacial fibra de carbono/epóxi. Foi observada uma melhoria substancial na resistência ao cisalhamento interlaminar do compósito sem uma perda apreciável na resistência da fibra. No entanto, os resíduos de compostos de ferro podem catalisar reacções de oxidação durante o período de serviço previsto, conduzindo à instabilidade a altas temperaturas.

A deposição em fase de vapor, na qual a superfície da fibra é "whiskizada" por whiskers depositados (por exemplo, carboneto de silício) para fornecer locais de ligação mecânica, levou a uma melhoria significativa da resistência ao cisalhamento interlaminar. No entanto, os whiskers de carboneto de silício crescidos acrescentaram peso adicional ao compósito. As superfícies das fibras também podem ser revestidas com uma fina camada de polímero através de eletrodeposição ou electropolimerização.

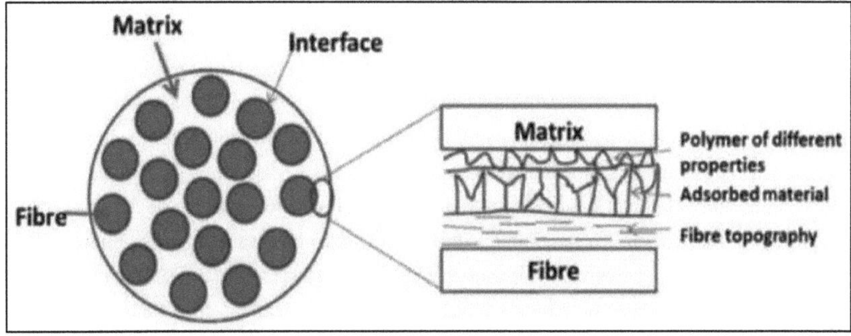

Figura 19:- Adesão interfacial à matriz polimérica

É bem conhecido que a união de incrementos de resina composta de enchimento dentário durante o enchimento da cavidade se baseia na polimerização de radicais livres entre a camada de resina inibida pelo oxigénio e a nova resina composta. Durante a polimerização do primeiro incremento, haverá uma elevada afinidade das moléculas de oxigénio para os radicais dos monómeros na superfície do incremento de compósito e a uma certa profundidade; as moléculas de oxigénio aprisionam espontaneamente os radicais.[87] Uma vez que a nova camada de resina composta tenha sido adaptada à camada inibida pelo oxigénio e a nova resina seja polimerizada, tipicamente por iniciação à luz, a camada inibida pelo oxigénio também será polimerizada. Assim, a nova camada de resina composta é ligada por polimerização de radicais livres ao substrato abaixo. A ligação por radicais livres também pode ocorrer com materiais de FRC quando o revestimento da estrutura de FRC é efectuado sem atraso, contaminação ou trituração da camada inibida por oxigénio na superfície de FRC.[86]

Sorção de água

A sorção de água do material inclui tanto a água adsorvida na superfície como a água absorvida no corpo do material durante a preparação e enquanto o material está em serviço. O poli (MMA) absorve água devido à polaridade da molécula de água e porque esta é mais pequena do que a distância entre cadeias no polímero. O volume de absorção de água por um material polimérico é determinado pela estrutura do polímero, o conteúdo de vários grupos polares e hidrofílicos na estrutura do polímero, a temperatura, a concentração de vários aditivos, a presença de espaços vazios na matriz, as propriedades físico-químicas e mecânicas podem ser afectadas pela água absorvida.[87]

Resistência à flexão

Estes materiais são frequentemente testados em laboratório, embora o modo de falha e muitas outras propriedades afectem o desempenho clínico. Os investigadores acentuam a importância da fadiga e da resistência à fratura na previsão do desempenho clínico de várias classes de materiais dentários, incluindo os compósitos de fibra. É importante notar que os métodos de ensaio, os procedimentos de preparação das amostras e, em particular, a geometria dos espécimes de ensaio afectam a resistência à flexão calculada. A resistência à flexão para FRCs comerciais processados em laboratório pode variar entre aproximadamente 300 e 1000 MPa, dependendo da preparação e geometria da amostra.[88]

Resistência à fratura

A tenacidade à fratura de um material reflecte a resistência de um material à fratura e representa a energia necessária para propagar uma fenda através do material até à fratura completa. A resistência à fratura dos compósitos poliméricos depende do tipo de polímero e do reforço. A resistência à fratura de um material à base de mono metacrilato é inferior à de um material à base de dimetacrilato. Em geral, o envelhecimento físico "intrínseco" e/ou o armazenamento num ambiente húmido a temperaturas elevadas pode diminuir a resistência à fratura, bem como outras propriedades mecânicas.[89]

No entanto, pode conseguir-se um aumento da resistência à fratura adicionando fibras de reforço a um polímero para evitar ou retardar o crescimento de fissuras.

Coeficiente linear de expansão térmica

A variação do coeficiente de expansão térmica entre diferentes materiais é importante porque uma discrepância pode levar a deformações, resultando na formação de tensões e em efeitos adversos na interface. Por conseguinte, as deformações e tensões induzidas termicamente afectam negativamente a estabilidade a longo prazo dos materiais multifásicos intra-orais. Ao adicionar fibras a um polímero, o coeficiente de expansão térmica diminui. Em geral, o coeficiente térmico varia com a direção das fibras num compósito. As fibras rígidas parecem impedir a expansão da matriz na direção longitudinal, pelo que a matriz é forçada a expandir-se na direção transversal.[90] Uma das principais preocupações no desenvolvimento de materiais dentários é a durabilidade física e química.

Biocompatibilidade

➢   Solubilidade

Ao longo do tempo, componentes como estabilizadores, plastificantes, monómeros, resíduos de iniciadores e produtos de degradação podem ser libertados para o ambiente oral. Assim, a quantidade destes componentes deve ser tão pequena quanto possível, assegurando que o polímero mantém as suas propriedades caraterísticas e que nenhum componente influencia negativamente a biocompatibilidade.[91]

➢   Monómero residual

As caraterísticas biológicas, bem como as propriedades mecânicas dos materiais poliméricos, são altamente influenciadas pela conversão monómero-polímero. O monómero residual altera as propriedades e pode lixiviar para a pasta se não for aplicada uma camada protetora de base.[92]

➢   Citotoxicidade

Algumas substâncias libertadas pelos materiais são citotóxicas e os monómeros residuais lixiviados para o ambiente oral podem induzir reacções tóxicas e alérgicas.[93]

As propriedades dos compósitos reforçados com fibras (FRC) que os tornam adequados para várias aplicações clínicas incluem a resistência, as caraterísticas estéticas desejáveis, a facilidade de adaptação a várias formas e o potencial de ligação direta à estrutura dentária.

Restauração

A restauração de dentes com um sacrifício mínimo da estrutura dentária sã depende principalmente de adesivos que proporcionem uma ligação forte e duradoura ao esmalte e à dentina sãos remanescentes. Quando a resina composta é ligada à estrutura dentária utilizando adesivos, as tensões de polimerização iniciais e residuais que estão presentes ao longo das paredes da cavidade podem resultar na formação de lacunas, fugas, cáries recorrentes e irritação da polpa.[94] A restauração de dentes anteriores necessita de uma reparação rápida, estética e funcional. Para além da estética, as propriedades físicas do material de restauração também devem ser consideradas para uma restauração duradoura. O reforço com fibras tem sido experimentado como uma nova técnica para melhorar as propriedades físicas dos materiais compósitos. É necessária uma elevada resistência à fratura do material de restauração nas situações clínicas em que se verificam tensões de impacto elevadas e a restauração do ângulo incisal é uma dessas exigências. Foram feitas tentativas para melhorar a resistência à fratura da restauração utilizando diferentes agentes de ligação, resinas adesivas e diferentes técnicas de restauração utilizando a técnica reforçada com fibras.

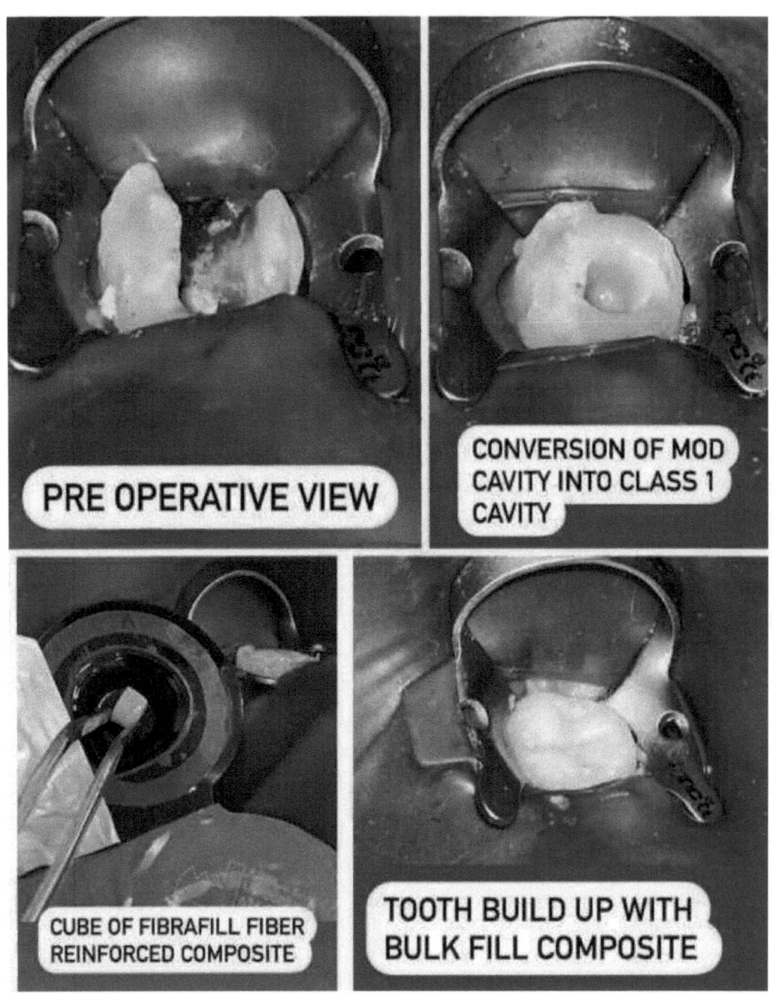

Figura 20: Restauração efectuada com compósito reforçado com fibras

Os materiais compósitos reforçados com fibra são uma excelente escolha para a estabilização de dentes móveis devido a razões periodontais ou devido a qualquer trauma. As talas fixas fabricadas do lado da cadeira foram feitas anteriormente a partir de combinações de materiais que incluíam compósitos de resina, arame, malha de arame, arame incorporado em amálgama e resina e malha de fibra incorporada em compósito.[95,96,97] Todos estes materiais sofriam de vários problemas, como más caraterísticas de manuseamento, excesso de volume, ligação insuficiente dos materiais estruturais internos às resinas dentárias, mau resultado estético. A esplintagem pode ser efectuada nas superfícies palatina/lingual, labial ou em ambas as superfícies.

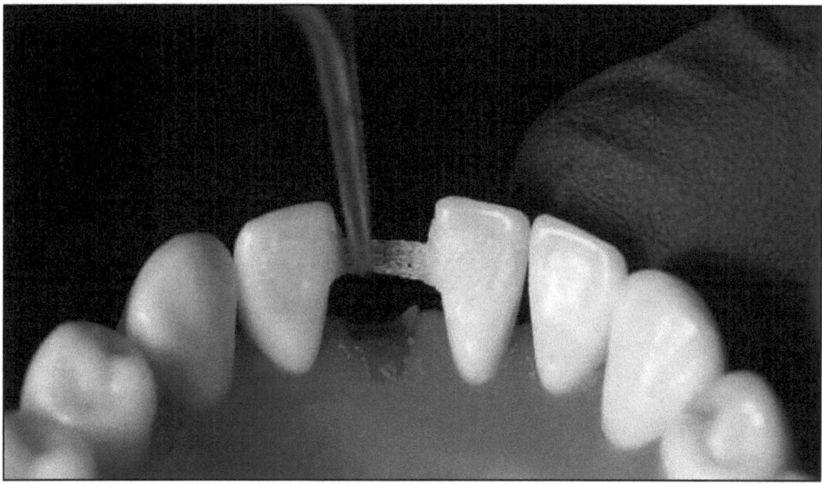

Figura 21: Tala em compósito reforçado com fibra

Tratamento conservador da substituição de dentes em falta

A substituição de dentes do lado da cadeira é uma excelente aplicação para a tecnologia de compósito reforçado com fibra. A prótese de compósito reforçado com fibra do lado da cadeira oferece uma abordagem rápida e minimamente invasiva para a substituição de dentes que combina todos os benefícios do material de compósito reforçado com fibra para um resultado estético, funcional e potencialmente durável. Um dente de dentadura ou um dente natural (no caso de uma extração de um incisivo periodontalmente envolvido) pode ser utilizado como pôntico.

Os critérios de seleção para esta abordagem de substituição de dentes incluem:

1.	Um paciente que deseja uma abordagem imediata e minimamente invasiva

2.	Um paciente que necessita de uma extração numa área estética e deseja uma substituição imediata

3.	Dentes pilares com um prognóstico duvidoso a longo prazo

4.	Desarticulação anterior durante os movimentos protrusivos da mandíbula

5.	Um doente que não é bruxedo

6.	Considerações sobre os custos

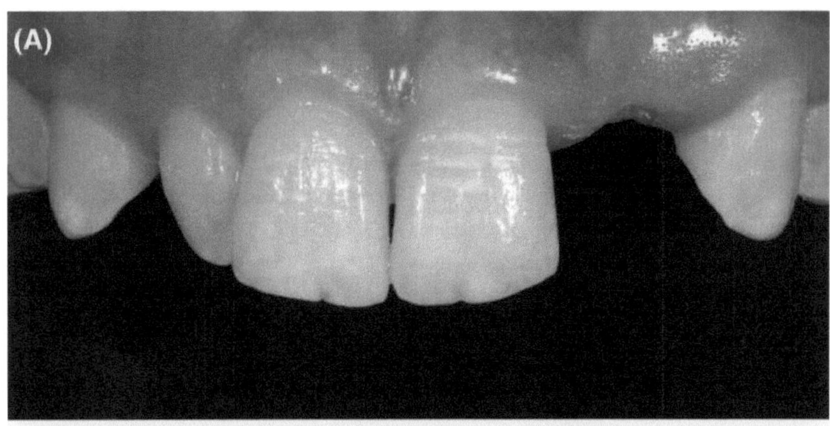

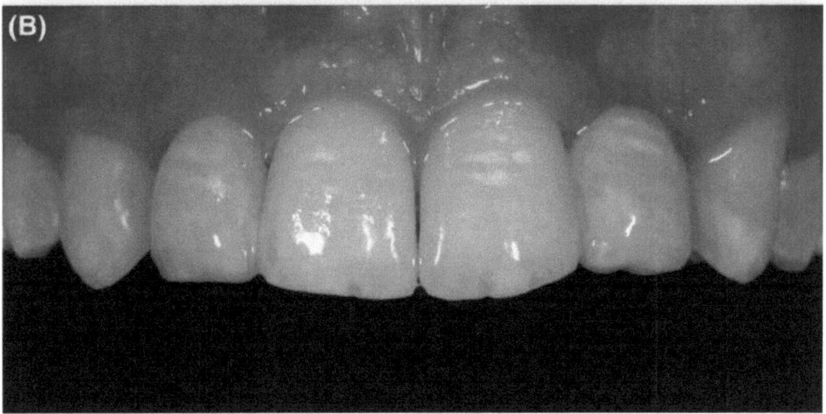

Figura 22: Tratamento da falta congénita de um dente anterior utilizando uma ponte de resina composta reforçada com fibra

Para evitar o fracasso do tratamento do canal radicular, pode ser desejável um procedimento de restauração simples, rápido, de alta resistência, direto e económico. A tecnologia adesiva está a avançar a passos largos todos os dias, tornando possível criar restaurações conservadoras e altamente estéticas com colagem direta aos dentes. Foi observado um aumento significativo na resistência à fratura de dentes obturados quando estes foram restaurados intra-coronalmente com um material compósito de resina. O reforço de compósitos com fibras de polietileno e fibras de vidro proporcionou uma resistência superior.

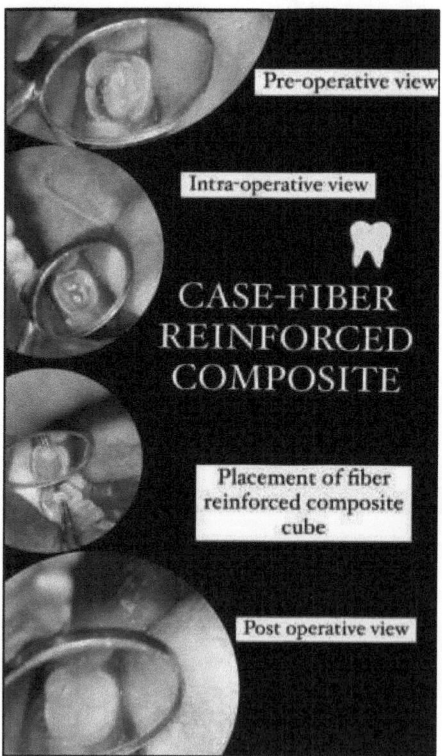

Figura 23: Restauração pós-endodôntica com compósito reforçado com fibra

Os pilares FRC são uma adição recente aos sistemas tradicionalmente utilizados para reter um núcleo em dentes tratados endodonticamente e severamente danificados: pilares e núcleos metálicos ou fundidos feitos à medida e pilares pré-fabricados de metal e zircónio.

Os pilares FRC oferecem uma maior resistência à flexão e à fadiga, um módulo de elasticidade próximo do da dentina, a capacidade de formar um único complexo ligado dentro do canal radicular para um complexo de pilares radiculares unificado e uma estética melhorada quando utilizados com coroas totalmente em cerâmica ou FRC, em comparação com pilares pré-fabricados metálicos ou fundidos feitos à medida. [98,99] As propriedades deste desenho de pilar têm o potencial de reforçar uma raiz comprometida e de distribuir a tensão de forma mais uniforme durante a carga para evitar a fratura da raiz. Além disso, o pilar FRC cederá antes de uma falha catastrófica da raiz melhor do que os sistemas de pilares metálicos fundidos ou pré-fabricados feitos à medida.[100]

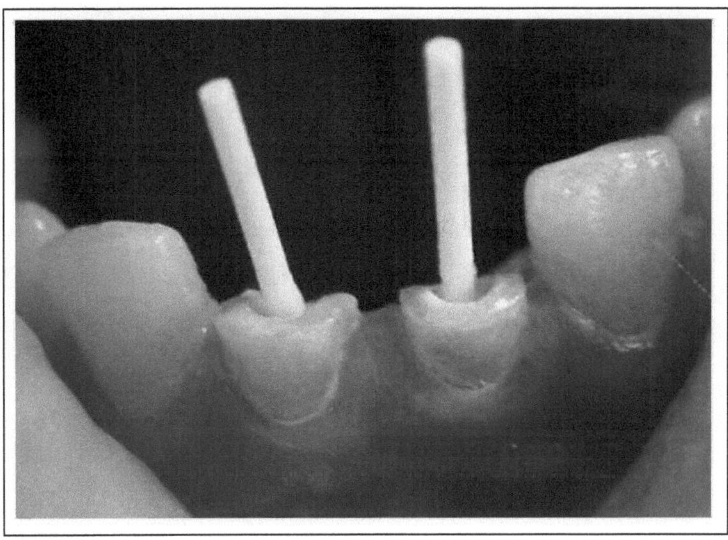

Figura 24: Espigões endodônticos de compósito reforçado com fibra

Tanto as tiras de FRC unidireccionais como as tiras tecidas de polimerização leve podem ser utilizadas eficazmente para reparações do lado da cadeira de próteses de resina acrílica fracturadas. Como mencionado anteriormente, o fiberKor (Jeneric/Pentron) e o Vectris (Ivoclar/Williams) são materiais unidireccionais disponíveis para utilização em laboratório. O Splint-It (Jeneric/Pentron), outro material de cadeira, está disponível como fibra unidirecional ou tecida. Todos estes materiais têm propriedades de flexão significativamente superiores às da resina não reforçada.

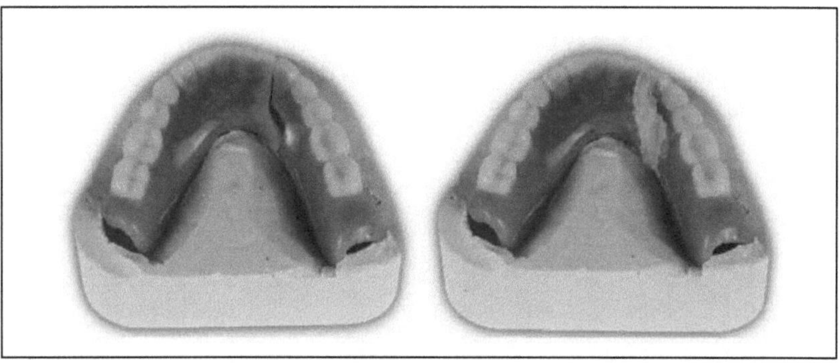

Figura 25: Tratamento de base de dentadura fracturada utilizando compósito reforçado com fibra

Postes reforçados com fibras

1. Postes em fibra de carbono

2. Postes pré-fabricados de fibra de vidro e de quartzo

3. Postes individuais de fibra de vidro

4. Postes de fibra de polietileno

5. Postes de fibra oca

a) **Postes em fibra de carbono**

Os pilares de fibra de carbono não podem ser classificados como pilares estéticos típicos devido à sua cor escura e ao facto de serem difíceis de esconder sob todas as restaurações de cerâmica ou compósito. Para ultrapassar esta complicação, estão disponíveis postes revestidos. Outras desvantagens são a falta de radiopacidade e a fraca adesão aos núcleos de resina composta. Embora sejam fáceis de manipular, têm boas propriedades mecânicas (elevada resistência ao impacto, maior resistência à fadiga, absorção de choques e têm um baixo módulo de elasticidade, mais semelhante ao da dentina - 18-42 GPa.

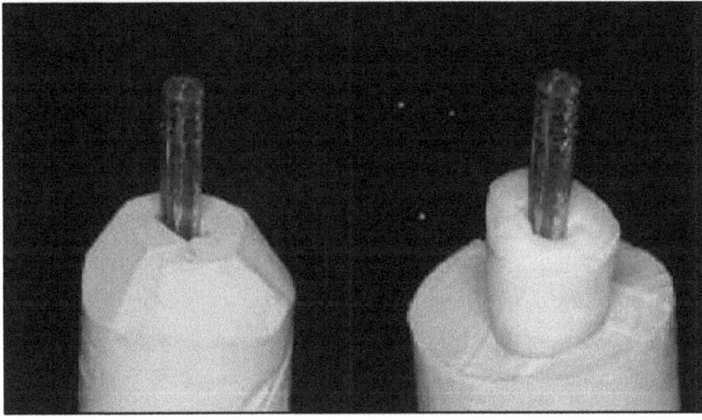

Figura 26: Poste de fibra de carbono

b) **Postes pré-fabricados de fibra de vidro e de quartzo**

São feitos de fibras de vidro ou quartzo silanizadas pré-estiradas ligadas por uma matriz de metacrilato ou epóxi-polímero com um elevado grau de conversão e uma estrutura altamente reticulada que une as fibras. As fibras oferecem resistência e rigidez, enquanto a matriz polimérica transfere forças para as fibras e também as protege da humidade do ambiente oral. Estes pinos têm excelentes propriedades estéticas, resistência à flexão e à fadiga, módulo de elasticidade semelhante ao da dentina, são fáceis de manusear, permitindo uma terapia de uma só visita, biocompatibilidade, relativamente baratos e podem ser facilmente removidos, se necessário, e, atualmente, são muitas vezes a primeira escolha do clínico.

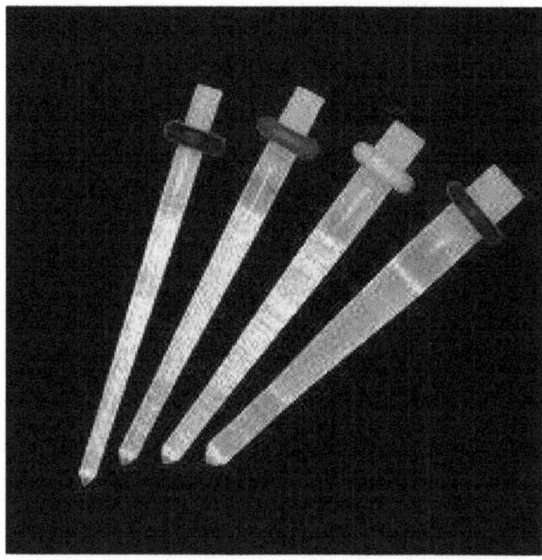

Figura 27: Postes pré-fabricados de fibra de vidro e de quartzo

c) **Postes individuais de fibra de vidro**

Baseia-se na minimização da necessidade de preparação para as partes mais profundas do canal radicular, permitindo assim a adição de uma maior quantidade de material FRC à abertura coronal do canal radicular do dente. Desta forma, o conceito poupa a dentina, minimiza o stress nas partes apicais do pilar e permite um pilar rígido e resistente à fratura com um diâmetro maior para o núcleo que forma um forte suporte para o núcleo.

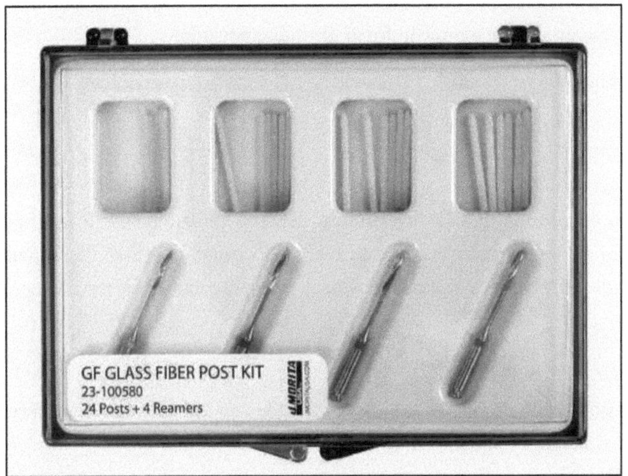

Figura 28: Postes de fibra de vidro

d) Postes de fibra de polietileno

Foi introduzido um sistema de núcleo e pino endodôntico laminado de compósito de fibra baseado numa fita tecida de poliéster ligável. Este material de reforço é composto por fibras de polietileno de peso molecular ultra-elevado tratadas a plasma, tecidas numa estrutura tridimensional, onda leno ou trança triaxial. Devido a padrões especiais de fios reticulados, é proporcionado um maior encravamento mecânico. Além disso, a tensão superficial da fibra é reduzida devido ao pré-tratamento com plasma de gás frio, a fim de garantir uma boa ligação química aos materiais de resina. Foi demonstrado que a resina reforçada com polietileno proporciona a retenção adequada necessária para o sucesso clínico de um sistema de pino e núcleo e uma boa resistência à fratura com aumento da incidência de fracturas reparáveis em canais estruturalmente comprometidos.

e) Postes de fibra oca

Inaba et al. desenvolveram um novo método de construção direta do núcleo, que inclui a preparação de um pilar oco de plástico reforçado com fibra (FRP) e um método de aplicação do material de restauração injectando-o no fundo do canal radicular através do pilar oco. Depois de terem estudado as propriedades de flexão do pilar oco preparado e de as terem comparado com as de um pilar de fibra sólida e de um pilar de fibra disponível no mercado, foram observadas a resistência ao arrancamento e o número e distribuição de vazios no corpo do núcleo, e os resultados, Inaba et al. publicaram a seguinte conclusão "Fabricámos um pilar cilíndrico de FRP e desenvolvemos um novo método de construção direta do núcleo que diminui o número de vazios no corpo do núcleo resultante da construção e aumenta a força de ligação entre o pilar de FRP e o material de restauração. Como resultado, a resistência ao arrancamento foi aumentada em comparação com a do método convencional e o número de espaços vazios no material de restauração foi ainda mais reduzido.

Indicações para a utilização de postes de compósito reforçado com fibras

A pós-cimentação é indicada quando a estrutura dentária remanescente é insuficiente para garantir a retenção da restauração e o comprimento do canal radicular é suficiente para a colocação adequada do pilar e o selamento apical remanescente deve ter um comprimento mínimo de 4 mm.

A necessidade de colocação de pilares em dentes tratados endodonticamente está relacionada com a fraqueza devida à diminuição ou alteração da estrutura dentária:

* Cáries e/ou restaurações anteriores

* Fratura ou traumatismo

* Acesso endodôntico e instrumentação

* Diminuição da humidade

A literatura sugere que a utilização de pinos de fibra e cimentos de resina composta pode reduzir a ocorrência de fracturas radiculares ou descolagem de pinos. Em geral, quando a estrutura coronal remanescente é insuficiente para assegurar a retenção da restauração, está indicada a utilização de um pilar intrarradicular.

Contra-indicações para a utilização de postes de compósito reforçado com fibra

- Dentes com tratamento endodôntico falhado

- Dentes com prognóstico pobre e ambíguo

- Aumento da mobilidade dentáriaDentes com raízes frágeis

- Dentes com estrutura remanescente suficiente para que a restauração possa ser efectuada sem a utilização de um pilar.

Estrutura e considerações biomecânicas dos postes de fibra

As resinas epoxídicas e o BisGMA são normalmente utilizados como material à base de resina para postes de fibra dentária. As fibras à base de sílica podem ser feitas de vidro ou quartzo. As fibras de vidro E-(aplicação eléctrica) e S-(rígida, forte) tornaram-se as fibras de reforço mais utilizadas.

As fibras de vidro esticam-se uniformemente sob tensão até ao seu ponto de rutura e, quando a carga de tração é removida antes do ponto de rutura, a fibra volta ao seu comprimento original. O vidro E tem uma boa resistência à tração e à compressão, bem como um isolamento elétrico e um custo bastante baixo, mas uma resistência à fadiga relativamente fraca, enquanto o vidro S tem uma composição química diferente, proporcionando uma maior resistência à tração e uma melhor resistência à humidade. Devido aos seus diferentes módulos E, podem ocorrer tensões na interface entre as fibras de vidro/sílica e a matriz de resina à medida que os postes são carregados. Estas tensões podem resultar em fissuras, vazios ou microbolhas e podem enfraquecer o sistema de pilares.

O módulo de elasticidade das resinas compósitas (5,7 GPa a 25 GPa) e dos postes FRC (16 GPa a 40 GPa) proporciona uma elevada resistência ao choque, enfraquecimento da vibração, absorção de choque e maior resistência à fadiga.

Factores de retenção

➢ Comprimento da postagem

- O comprimento do pilar influencia a distribuição de tensões na raiz, afectando assim a sua resistência à fratura.

- Quando o comprimento do pilar é aumentado, a capacidade de retenção também aumenta, mas uma preparação longa do pilar aumenta o risco de perfuração da raiz.

- Uma recomendação comum tem sido a de que o comprimento do pilar deve ser igual ou superior ao comprimento da coroa. Outro critério de preocupação é o selamento apical do canal radicular.

- Foi sugerido que é necessário deixar pelo menos 4-5 mm de material de preenchimento da raiz para manter o selamento apical.

➢ Diâmetro do pilar e dentina remanescente

- Idealmente, o diâmetro do pilar deve ser inferior a um terço do diâmetro da raiz na junção cemento-esmalte e 1 mm ou mais de dentina deve permanecer à volta do pilar.

- A espessura reduzida das paredes coronais pode reduzir o efeito da virola.

➤ Projeto de postagem

- O desenho do pilar afecta a retenção e o sucesso da restauração.

- No que diz respeito à conicidade dos postes, os postes com faces paralelas são mais retentivos do que os postes cónicos e distribuem as tensões de forma mais uniforme ao longo do seu comprimento durante o funcionamento: quanto maior for a conicidade, menor será a retenção.

- A forma do pilar pode ser cilíndrica, cónica ou combinada. A forma combinada é preferida porque a metade cilíndrica é colocada na parte coronal da raiz e a estrutura dentária remanescente é maior do que a metade apical onde a parte cónica do pilar é posicionada.

➤ Cimentos de cimentação

- A utilização de cimentos resinosos tem vindo a aumentar, e os estudos relataram valores de retenção e resistência à fadiga mais elevados para estes cimentos, em comparação com os cimentos de fosfato de zinco frágeis utilizados amplamente no passado.

- Os cimentos de resina são sensíveis à técnica devido ao seu curto tempo de trabalho, ao número de passos operacionais envolvidos e à sensibilidade à humidade, em comparação com os cimentos de fosfato de zinco.

- Alguns dos mais recentes cimentos de resina auto-condicionantes podem ultrapassar a sensibilidade técnica dos cimentos de resina colados convencionalmente. Também um aumento da rugosidade da superfície do espaço do pilar melhora a retenção de diferentes cimentos.

Tratamento de superfície dos postes reforçados com fibras

O tratamento de superfície é um método comum para melhorar as propriedades de adesão de um material, facilitando a retenção química e micro-mecânica entre diferentes constituintes.

Estes procedimentos dividem-se em três categorias:

1)   Ligação química entre um compósito e um pilar (revestimento de silano)

2)   Desbaste de superfícies (jato de areia e gravura)

3)   Combinação de micromecânica e químicos componentes por utilizando os dois métodos acima referidos.

Pode ser conseguida uma ligação química entre a matriz de resina do núcleo e as fibras de vidro expostas do pilar ao nível da interface. A utilização de uma silanização como preparação do pilar antes da cimentação está bem investigada e sabe-se que a resistência interfacial é ainda relativamente baixa devido à ausência de união química entre os compósitos de resina à base de metacrilato e a matriz de resina epóxida dos pilares de fibra.

Os pilares de fibra não tratados têm uma área de superfície lisa que limita o encravamento mecânico entre a superfície do pilar e o cimento resinoso. O jato de areia com partículas de alumina resulta num aumento da rugosidade da superfície.

O ácido fluorídrico em combinação com um agente de acoplamento de silano é frequentemente utilizado para aumentar a força de ligação entre as resinas compostas e as cerâmicas feldspáticas. Uma vez que a sílica e o quartzo presentes nos postes de fibra são comparáveis em termos de estrutura química aos materiais cerâmicos, o ácido fluorídrico foi recentemente proposto para o condicionamento de postes de fibra de vidro.

Apesar da melhoria da resistência da ligação pós-compósito, foi encontrada uma alteração notável da superfície, variando de microfissuras a fracturas longitudinais da camada de fibra.

Diferentes tempos de condicionamento ácido também influenciam a resistência de ligação dos postes reforçados com fibra de vidro. Apesar de a resistência da ligação ter aumentado com o condicionamento ácido prolongado, a microestrutura dos postes FRC pode ter sido danificada.

Com base nos resultados de um estudo, a concentração mais baixa (24%) de H2O2 utilizada durante apenas 1 minuto gerou uma resistência de união semelhante à obtida com uma concentração mais elevada (50%) aplicada durante tempos mais longos (5 e 10 minutos), pelo que é preferível na utilização clínica.[103] Também o condicionamento com H3PO4 a 37% por

15 segundos é uma alternativa melhor e mais confortável do que outros métodos para melhorar a adesão do pino de fibra à dentina do canal radicular.

De acordo com Lora Mishra et al., o ácido fosfórico e o peróxido de hidrogénio são as técnicas rápidas que podem ser utilizadas para aumentar a retenção do pilar. Não é recomendada a utilização de ácido fluorídrico para tratar o pilar de FRC, uma vez que danifica extensivamente a topografia da superfície do pilar.

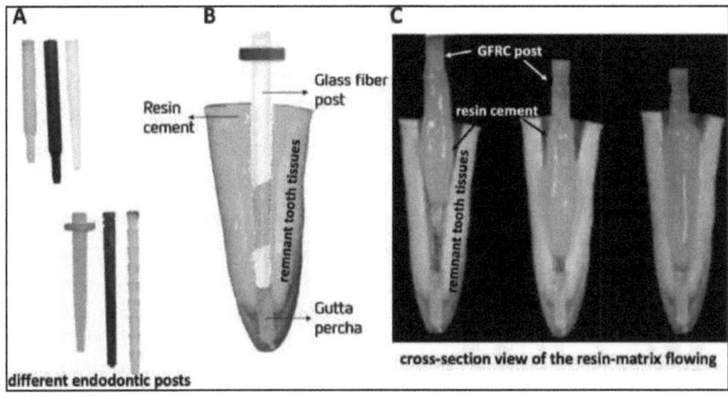

Figura 29: Modificação da superfície de postes de compósito reforçado com fibra de vidro para aumentar a sua resistência de ligação à matriz de resina

O tipo de sistema adesivo utilizado em associação com o cimento resinoso é de grande importância. Os sistemas adesivos actuais podem reagir com as estruturas dentárias através de abordagens de condicionamento e enxaguamento ou de auto-condicionamento. A presença de smear layer levou os investigadores a recomendar um passo preliminar de condicionamento ácido para remover os detritos das paredes do canal e aumentar a retenção do cimento.

Tem sido relatado que a ligação dos PRFs à estrutura dentária pode estar mais relacionada com a fricção do pino ao longo das paredes do canal do que com a ligação adesiva à dentina radicular. No entanto, verificou-se que a utilização de cimentos de resina aumenta significativamente a retenção dos pilares de fibra e melhora a resistência à fratura das estruturas ligadas, quando comparada com outros cimentos.[102] A cimentação adesiva também demonstrou suportar melhor as forças funcionais, melhorar a adaptação marginal com um melhor selamento apical, aumentar a retenção com um comprimento reduzido do pilar e otimizar os padrões de fratura em caso de falhas. Por conseguinte, a cimentação adesiva dos GFP é preferível à cimentação não adesiva.

Alguns estudos demonstraram semelhanças entre as forças de adesão dos adesivos self-etch e etchand- rinse em diferentes regiões da dentina coronal. Um estudo mostrou que um sistema self-etch pode criar uma melhor ligação aos terços cervical, médio e apical da dentina radicular do que um adesivo etchand-rinse. A dificuldade em remover a camada de smear layer pode ser uma desvantagem dos materiais self-etch.

Independentemente do tipo de agente de ligação, o acesso limitado à luz de polimerização no interior do canal radicular pode impedir a fotopolimerização dos adesivos. Os estudos demonstram uma maior força de ligação e uma melhor hibridação ao longo do canal radicular para adesivos auto ou duplamente polimerizados. Um estudo também demonstrou que a utilização de um adesivo auto-ativador combinado com um cimento regular de dupla polimerização permitiu a cimentação eficaz dos GFP, independentemente da quantidade de luz transmitida através do pilar, sugerindo que a utilização de activadores de auto-polimerização pode não aumentar a resistência de união dos GFP aos canais radiculares.[103]

Agentes de coagulação

Os cimentos de resina contemporâneos podem ser classificados em dois grupos principais, de acordo com a abordagem adesiva. No primeiro grupo (cimentos de resina regulares), o cimento é utilizado em associação com um sistema adesivo, enquanto no segundo grupo (introduzido mais recentemente) o cimento é auto-aderente, ou seja, não é necessário qualquer pré-tratamento do substrato dentário com ácido ou primários.

Os cimentos de resina também podem ser classificados de acordo com o seu modo de polimerização como materiais fotopolimerizados, autopolimerizados ou duplamente polimerizados. Os cimentos fotopolimerizáveis não podem ser utilizados para a pós-cimentação porque necessitam que a luz de polimerização penetre na maior parte do material; por outro lado, os cimentos autopolimerizáveis (ou quimicamente polimerizáveis) não têm problemas relacionados com a sua polimerização nas áreas apicais porque o processo de polimerização é iniciado por um mecanismo redox, que é despoletado após a mistura das pastas base e catalisadora. No entanto, os materiais auto-polimerizados apresentam piores caraterísticas de manuseamento devido à sua polimerização relativamente rápida e não controlada.

Os cimentos de resina de polimerização dupla são maioritariamente utilizados para a cimentação de PPGs. Estes materiais combinam teoricamente as propriedades favoráveis de um tempo de trabalho prolongado e a capacidade de atingir uma polimerização adequada, quer na presença quer na ausência de luz. No entanto, tem sido demonstrado que a penetração atenuada da luz interfere com a polimerização do cimento em direção às áreas apicais do canal radicular, por vezes mesmo quando são utilizados pinos de fibra translúcidos.[104] Em geral, o mecanismo de auto-polimerização dos materiais de polimerização dupla, por si só, não só é mais lento como também menos eficaz do que a utilização da ativação por luz.

Os resultados de uma recente revisão sistemática e meta-análise de estudos in vitro sugerem que a utilização de cimento resinoso autoadesivo pode melhorar a retenção de pinos de fibra de vidro em comparação com os cimentos resinosos normais.[104] Os materiais auto-adesivos estão a ganhar popularidade rapidamente e podem representar uma opção clínica fiável assim que mais ensaios clínicos indicarem resultados comparáveis aos cimentos de resina normais.

Vantagens dos postes de fibra

- Elevada resistência à fadiga (1440 Mpa)

- Baixo módulo de elasticidade, que é semelhante ao da dentina: 18-42 Gpa.

Este comportamento biomecânico evita o aparecimento de fracturas radiculares.

- São quimicamente inertes e não tóxicos

- Fácil remoção do poste em caso de avaria

- Excelente condutividade à luz (11 mm) - podem ser cimentados com cimentos de resina de dupla polimerização

- A translucidez dos pinos de fibra confere-lhes excelentes propriedades estéticas, pelo que são preferíveis nas restaurações de dentes anteriores.

- O pilar reforçado com fibras é colado no interior do canal radicular e dissipa as forças funcionais e parafuncionais, reduzindo a tensão sobre a raiz.

Desvantagens dos postes de fibra

Embora a utilização de pinos seja o padrão de tratamento na restauração de muitos dentes tratados endodonticamente, existem desvantagens e riscos, que incluem:

- Requer uma preparação adicional do canal radicular e a remoção de dentina no interior do canal radicular, especialmente na extremidade apical da raiz.

- A colocação de um pilar é um procedimento adicional aquando da restauração do dente.

- O espigão pode interferir com o retratamento endodôntico através do canal radicular, se for necessário um retratamento.

- O pilar pode colocar uma força indevida na raiz e no dente em função que pode colocar o dente em risco no futuro.

- A colagem à dentina intraradicular é um desafio para os clínicos devido à complexidade e sensibilidade da técnica.

- Na prática clínica são utilizados vários cimentos resinosos e adesivos, sendo imperativo conhecer o seu desempenho relativamente às incompatibilidades entre adesivos e cimentos resinosos que podem levar a possíveis falhas clínicas.

CONCLUSÃO

O FRC tem demonstrado ser muito útil em muitas situações clínicas, tais como a estabilização de dentes restaurados e Splints, tratamento conservador de substituição de dentes perdidos, modificação de dentes de dentadura, restaurações pós-endodônticas, postes endodônticos de compósito reforçado com fibra, reparação de próteses de resina acrílica e aplicações de material de fibra de polietileno reforçado na prática ortodôntica.

A incorporação de fibras melhorou as propriedades físicas do compósito reforçado com fibras. Demonstrou ser altamente biocompatível. O que tornou a sua utilização em todas as áreas do dente conveniente para os clínicos. A degradação do compósito reforçado com fibras ao longo do tempo é uma grande preocupação para a sua utilização como restauração permanente a longo prazo. No entanto, o futuro é muito promissor para os compósitos reforçados com fibras em todas as áreas da medicina dentária clínica e laboratorial.

BIBLIOGRAFIA

1. Ferracane JL. Resina composta - estado da arte. Dent Mater 2010; 27: 29-38.

2. Jandt KD, Sigusch BW. Perspectivas futuras dos materiais dentários à base de resina. Dent Mater 2009; 25: 1001-1006.

3. Chen MH. Atualização sobre nanocompósitos dentários. J Dent Res 2010; 89: 540-560.

4. Burkf FJ. Amálgama para materiais de cor dos dentes - implicações para a prática clínica e a educação dentária: restrições governamentais e resultados do inquérito sobre a utilização de amálgama. J Dent 2004; 32: 343-350.

5. Mitra SB, WU D, Holmes BN. Uma aplicação da nanotecnologia em materiais dentários avançados. J Am Dent Assoc 2003; 134: 1382-1390.

6. Sarrett DC. Desafios clínicos e a relevância dos testes de materiais para restaurações posteriores em compósito. Dent Mater 2005; 21: 9-20.

7. Ruddell DE, Maloney MM, Thompson JY. Efeito de novas partículas de enchimento nas propriedades mecânicas e de desgaste dos compósitos dentários. Dent Mater 2002; 18: 72-80.

8. Xu hhk, Quinn JB, Smith DT, Giuseppetti aa, Eichmiller FC. Efeito de diferentes whiskers no reforço de compósitos de resina dentária. Dent Mater 2003; 19: 359-367.

9. Zandinehad AA, Atai M, Pahlevan A. Efeito de filtros cerâmicos e porosos nas propriedades mecânicas de compósitos dentários experimentais. Dent Mater 2006; 22: 382-387.

10. Garoushi S, Vallittu PK, Lassila LVJ. Resina composta de restauração reforçada com fibra de vidro curta com matriz de rede polimérica semi-interpenetrante. Dent Mater 2007; 23: 1356- 1362.

11. Xu HH, Schumacher GE, Eichniller FC, Peterson RC, antonucci JM, Mueller HJ. Reforço de pré-formas de fibra contínua de restaurações de resina composta dentária. Dent Mater 2003; 19: 523-530.

12. Drummond JL, Lin L, Al-turki LA, Herley RK. Comportamento à fadiga de materiais compósitos dentários. J Dent 2009; 37: 321-330.

13. Vallittu PK. Reforço de fibra de vidro em próteses removíveis de resina acrílica reparadas: Resultados preliminares de um estudo clínico. Quintess Int 1997;28:39-44.

14. Smith DC. Desenvolvimentos recentes e perspectivas em polímeros dentários. The Journal of Prosthetic Dentistry. 1962 Nov 1;12(6):1066-78.

15. Kangasniemi I, Vallittu P, Meiers J, Dyer SR, Rosentritt M. Consensus statement on fiberreinforced polymers: current status, future diretions, and how they can be used to

enhance dental care. O Jornal Internacional de Dentisteria Protética. 2003 Mar 1;16(2):209- 213.

16. Ellakwa AE, Shortall AC, Marquis PM. Influência do tipo de fibra e do agente molhante nas propriedades de flexão de um compósito indireto reforçado com fibra. The Journal of prosthetic dentistry. 2002 Nov 1;88(5):485-90.

17. Xu HH, Schumacher GE, Eichmiller FC, Peterson RC, Antonucci JM, Mueller HJ. Reforço de pré-formas de fibra contínua de restaurações de resina composta dentária. Dental materials. 2003 Sep 1;19(6):523-30. Drummond JL, Lin L, Miescke KJ. Avaliação da resistência à fratura de um compósito dentário contendo fibras após fadiga por flexão. Dental Materials. 2004 Jul 1;20(6):591-9.

18. Drummond JL, Lin L, Miescke KJ. Avaliação da resistência à fratura de um compósito dentário contendo fibras após fadiga por flexão. Dental Materials. 2004 Jul 1;20(6):591-9.

19. Mitra SB, Wu D, Holmes BN. Uma aplicação da nanotecnologia em materiais dentários avançados. The Journal of the American Dental Association. 2003 Oct 1;134(10):1382-90.

20. Lassila LV, Tezvergil A, Lahdenperä M, Alander P, Shinya A, Shinya A, Vallittu PK. Avaliação de algumas propriedades de dois materiais compósitos reforçados com fibras. Ata Odontol Scand. 2005 Aug;63(4):196-204.

21. Dyer SR, Lassila LV, Jokinen M, Vallittu PK. Efeito do desenho da secção transversal no módulo de elasticidade e na resistência dos materiais compósitos reforçados com fibras. J Prosthet Dent. 2005 Sep;94(3):219-26.

22. Karbhari VM, Strassler H. Effect of fiber architecture on flexural characteristics and fracture of fiber-reinforced dental composites (Efeito da arquitetura da fibra nas caraterísticas de flexão e fratura de compósitos dentários reforçados com fibra). Dental Materials. 2007 Aug 1;23(8):960-8.

23. Al-Darwish M, Hurley RK, Drummond JL. Avaliação da resistência à flexão de uma resina composta reforçada com fibras processada em laboratório. J Prosthet Dent. 2007 maio;97(5):266-70.

24. Garoushi S, Vallittu PK, Lassila LV. Restauração direta de incisivos severamente danificados utilizando resina composta reforçada com fibras curtas. J Dent. 2007 Sep;35(9):731-6.

25. Garoushi S, Vallittu PK, Lassila LV. Resina composta de restauração curta reforçada com fibra de vidro com matriz de rede polimérica semi-intercetante. Dent Mater. 2007 Nov;23(11):1356-62. Van Heumen CC, Kreulen CM, Bronkhorst EM, Lesaffre E, Creugers NH. Compósitos dentários reforçados com fibras em ensaios de feixe. Dent Mater. 2008 Nov;24(11):1435-43.

26. Deliperi S, Bardwell DN, Congiu MD. Reconstrução de dentes branqueados e tratados endodonticamente severamente danificados usando uma resina composta micro-híbrida: relato de caso de dois anos. Practical Procedures And Aesthetic Dentistry. 2003 Abr 1;15(3):221-7.

27. Drummond JL, Lin L, Al-Turki LA, Hurley RK. Fatigue behaviour of dental composite materials (Comportamento à fadiga de materiais compósitos dentários). J Dent [Internet]. 2009;37(5):321-30.

28. Abdulmajeed AA, Närhi TO, Vallittu PK, Lassila LV. O efeito da elevada fração de fibra em algumas propriedades mecânicas do compósito reforçado com fibra de vidro unidirecional. Dent Mater. 2011 Apr;27(4):313-21.

29. Chen MH. Atualização sobre nanocompósitos dentários. J Dent Res. 2010 Jun;89(6):549-60.

30. Ferracane JL. Resina composta - estado da arte. Dent Mater. 2011 Jan;27(1):29-38.

31. Rezvani MB, Atai M, Hamze F. Efeito do diâmetro da fibra nas propriedades de flexão de compósitos reforçados com fibra. Revista indiana de investigação dentária. 2013 Mar 1;24(2):237

32. De Moraes AP, Cenci MS, de Moraes RR, Pereira-Cenci T. Conceitos atuais sobre o uso e a colagem de pinos de fibra de vidro em odontologia: uma revisão. Applied Adhesion Science. 2013 Dec;1:1-2.

33. Fráter M, Forster A, Keresztúri M, Braunitzer G, Nagy K. Resistência à fratura in vitro de dentes molares restaurados com um material compósito reforçado com fibras curtas. Journal of dentistry. 2014 Sep 1;42(9):1143-50.

34. Hasani Tabatabaei M, Hasani Z, Ahmadi E. Avaliação in vitro dos compósitos de revestimento e das fibras na cor das restaurações de compósito reforçado com fibras. J Dent (Teerão). 2014 Jul;11(4):473-80.

35. Younes AA, Kamel MS, Shakal MA, Fahmy AE. O efeito de vários tratamentos de superfície de poste de compósito reforçado com fibra na sua resistência de ligação à dentina do canal radicular. Tanta Dent J [Internet]. 2015;12:15-21.

36. Psarri C, Kourtis S. Efeito do reforço de fibra na resistência de materiais poliméricos para restaurações provisórias: um estudo in vitro. Jornal de Dentisteria Estética e Restauradora. 2020 Jun;32(4):433-40.

37. AlJehani YA, Baskaradoss JK, Geevarghese A, AlShehry MA, Vallittu PK. Resistência de união ao cisalhamento entre compósito reforçado com fibra e compósitos de resina de revestimento com vários sistemas de resina adesiva. J Prosthodont. 2016 Jul;25(5):392-401.

38. Tsujimoto A, Barkmeier WW, Takamizawa T, Watanabe H, Johnson WW, Latta MA, Miyazaki M. Relação entre as propriedades mecânicas e a durabilidade da ligação de um

compósito de resina reforçado com fibras curtas com adesivo universal. Revista europeia de ciências orais. 2016 Oct;124(5):480-9.

39. Tsujimoto A, Barkmeier WW, Takamizawa T, Latta MA, Miyazaki M. Desempenho de ligação e caraterísticas interfaciais do compósito de resina reforçado com fibras curtas em comparação com outros restauros de compósito. Revista europeia de ciências orais. 2016 Jun;124(3):301-8.

40. Bijelic-Donova J, Garoushi S, Lassila LV, Keulemans F, Vallittu PK. Mechanical and structural characterization of discontinuous fiber-reinforced dental resin composite. J Dent. 2016 Sep;52:70-8.

41. Tabatabaei MH, Farahat F, Ahmadi E, Hassani Z. Effect of Accelerated Aging on Color Change of Diret and Indirect Fiber-Reinforced Composite Restorations (Efeito do envelhecimento acelerado na alteração da cor das restaurações diretas e indirectas de compósito reforçado com fibras). J Dent (Teerão). 2016 Jun;13(3):168-175.

42. Bonchev A, Radeva E, Tsvetanova N. Fiber reinforced composite posts-a review of literature. Int. J. Sci. Res. 2017;6:1887-93.

43. Mangoush E, Säilynoja E, Prinssi R, Lassila L, Vallittu PK, Garoushi S. Avaliação comparativa entre compósitos reforçados com fibras de vidro e de polietileno: Uma revisão da literatura atual. Jornal de odontologia clínica e experimental. 2017 Dec;9(12):e1408.

44. Lassila L, Keulemans F, Säilynoja E, Vallittu PK, Garoushi S. Propriedades mecânicas e comportamento de fratura de restaurações de compósito reforçado com fibras fluidas. Materiais Dentários. 2018 Abr 1;34(4):598-606.

45. Soares LM, Razaghy M, Magne P. Otimização de grandes restaurações MOD: Inlays de resina composta vs. restaurações diretas curtas reforçadas com fibras. Dental Materials. 2018 Abr 1;34(4):587-97.

46. Muttlib NA, Pungut N, Alawi R. A utilização de um poste de compósito reforçado com fibra na restauração de um canal largo e comprometido: um relato de caso. Der Pharm Lett. 2018;10:66-72.

47. Garoushi S, Gargoum A, Vallittu PK, Lassila L. Restaurações curtas em compósito reforçado com fibras: uma revisão da literatura atual. Jornal de medicina dentária clínica e de investigação. 2018 Ago;9(3):1-9.

48. Varshney KK, Bhatia V, Khurana PR. Reabilitação estética de dentes anteriores com compósito reforçado com fibra: Um relato de caso. J Dent Specialities. 2019 Jan 1;7(1):42-44.

49. Suzaki N, Yamaguchi S, Hirose N, Tanaka R, Takahashi Y, Imazato S, Hayashi M. Avaliação das propriedades físicas da resina composta reforçada com fibras. Materiais Dentários. 2020 Aug 1;36(8):987-96.

50. Psarri C, Kourtis S. Effect of fiber-reinforcement on the strength of polymer materials for provisional restorations: an in vitro study. Jornal de Dentisteria Estética e Restauradora. 2020 Jun;32(4):433-40.

51. Shah EH, Shetty P, Aggarwal S, Sawant S, Shinde R, Bhol R. Effect of fiber-reinforced composite as a post-obturation restorative material on fracture resistance of endodontically treated teeth: a systematic review. A revista dentária saudita. 2021 Nov 1;33(7):363-9.

52. Beter J, Schrittesser B, Lechner B, Mansouri MR, Marano C, Fuchs PF, Pinter G. Comportamento viscoelástico de compósitos de silicone reforçados com fibra de vidro expostos a cargas cíclicas. Polymers. 2020 Aug 19;12(9):1-17.

53. Mishra L, Khan AS, Velo MM, Panda S, Zavattini A, Rizzante FA, Arbildo Vega HI, Sauro S, Lukomska-Szymanska M. Effects of surface treatments of glass fiber-reinforced post on bond strength to root dentine: a systematic review. Materials. 2020 Abr 23;13(8):1- 11.

54. Zarow M, Vadini M, Chojnacka-Brozek A, Szczeklik K, Milewski G, Biferi V, D'Arcangelo C, De Angelis F. Efeito dos postes de fibra na distribuição de tensões em pré-molares superiores tratados endodonticamente: Análise de elementos finitos. Nanomaterials. 2020 Aug 29;10(9):1708.

55. Le Bell AM, Lassila LV, Kangasniemi I, Vallittu PK. Colagem de um poste de compósito reforçado com fibra à dentina do canal radicular. Journal of dentistry. 2005 Aug 1;33(7):533-9.

56. Valizadeh S, Ranjbar Omrani L, Deliperi S, Sadeghi Mahounak F. Restauração de um dente não vital com compósito reforçado com fibra (técnica de wallpapering). Relatos de casos em odontologia. 2020 Jun 5;2020.

57. Jafarnia S, Valanezhad A, Shahabi S, Abe S, Watanabe I. Caraterísticas físicas e mecânicas do compósito de resina reforçado com fibras curtas em comparação com os compósitos de enchimento a granel. Jornal de Ciência Oral. 2021;63(2):148-51.

58. Shilpa-Jain DP, Krithikadatta J, Kowsky D, Natanasabapathy V. Efeito da cavidade de acesso centrada na lesão cervical restaurada com compósitos curtos de resina reforçada com fibra de vidro na resistência à fratura de pré-molares mandibulares humanos - um estudo in vitro. Jornal do Comportamento Mecânico de Materiais Biomédicos. 2021 Oct 1;122:1-9.

59. Mangoush E, Garoushi S, Lassila L, Vallittu PK, Säilynoja E. Efeito do tipo de reforço de fibra no desempenho de restaurações posteriores de grandes dimensões: Uma revisão de estudos in vitro. Polymers. 2021 Oct 26;13(21):3682.

60. Safwat EM, Khater AG, Abd-Elsatar AG, Khater GA. Compósitos reforçados com fibra de vidro em medicina dentária. Boletim do Centro Nacional de Investigação. 2021 Dec;45:1-9.

61. Kharouf N, Sauro S, Jmal H, Eid A, Karrout M, Bahlouli N, Haikel Y, Mancino D. Does multi-fiber-reinforced composite-post influence the filling ability and the bond strength in root canal? Bioengenharia. 2021 Nov 29;8(12):195.

62. Bunz O, Iwantschenko D, Tulka S, Barthel-Zimmer C, Piwowarczyk A. Sobrevivência da Resina Composta Reforçada com Fibra Pós-Restauração vs. Dentes com Gesso Pós-Restauração e Núcleo: Um Estudo Clínico Retrospetivo. Oral. 2021 Dec 14;1(4):340-9.

63. William E. Turner "Restaurações Diretas Reforçadas com Fibra" Pocket Dentistry Capítulo 12 Secção A

64. Tayab T, Shetty A, Kayalvizhi G. Uma visão geral das aplicações clínicas dos compósitos reforçados com fibras em todas as especialidades da medicina dentária. Int J Compos Mater. 2015;5(1):18-24.

65. Alberto M. Introdução aos Polímeros Reforçados com Fibras - Polímeros e Compósitos: Conceitos. Propriedades e Processos, Polímeros Reforçados com Fibras Martin Masueli, InTechOpen. 2013.

66. Lassila L, Säilynoja E, Prinssi R, Vallittu P, Garoushi S. Caracterização de um novo compósito fluido reforçado com fibras. Odontology. 2019 Jul;107(3):342-352

67. Krenchel H. Fibre reinforcement: investigações teóricas e práticas sobre a elasticidade e a resistência dos materiais reforçados com fibras. 1964.

68. Ramachandran A, Mavinkere Rangappa S, Kushvaha V, Khan A, Seingchin S, Dhakal HN. Modificação de fibras e matrizes em compósitos de polímeros reforçados com fibras naturais: A comprehensive review. Comunicações rápidas macromoleculares. 2022 Sep;43(17):1-12.

69. Tayab T, Shetty A, Kayalvizhi G. Uma visão geral das aplicações clínicas dos compósitos reforçados com fibras em todas as especialidades da medicina dentária. Int J Compos Mater. 2015;5(1):18-24.

70. Safwat EM, Khater AG, Abd-Elsatar AG, Khater GA. Compósitos reforçados com fibra de vidro em medicina dentária. Boletim do Centro Nacional de Investigação. 2021 Dec;45:1-9.

71. Le Bell AM, Lassila LV, Kangasniemi I, Vallittu PK. Colagem de um poste de compósito reforçado com fibra à dentina do canal radicular. Journal of dentistry. 2005 Aug 1;33(7):533-9.

72. Garoushi S, Gargoum A, Vallittu PK, Lassila L. Restaurações curtas de compósito reforçado com fibras: uma revisão da literatura atual. Jornal de medicina dentária clínica e de investigação. 2018 Aug;9(3):e12330.

73. Mosedale RF. Indicações e métodos actuais de esplintagem periodontal. Dent Update. 2007;34(3):168-70, 173-4, 176-8

74. Kulkarni G, Lau D, Hafezi S. Desenvolvimento e teste de mantenedores de espaço em compósito reforçado com fibra. Jornal de Medicina Dentária para Crianças. 2009 Dec 15;76(3):204-8.

75. Safwat EM, Khater AG, Abd-Elsatar AG, Khater GA. Compósitos reforçados com fibra de vidro em medicina dentária. Boletim do Centro Nacional de Investigação. 2021 Dec;45:1-9.

76. Morgan P. Carbon fibers and their composites. CRC press; 2005 maio 20.

77. Saeed F, Muhammad N, Khan AS, Sharif F, Rahim A, Ahmad P, Irfan M. Prosthodontics dental materials: Do convencional ao não convencional. Ciência e Engenharia de Materiais: C. 2020 Jan 1;106:110167.

78. Mangoush E, Säilynoja E, Prinssi R, Lassila L, Vallittu PK, Garoushi S. Avaliação comparativa entre compósitos reforçados com fibras de vidro e de polietileno: Uma revisão da literatura atual. J Clin Exp Dent. 2017 Dez 1;9(12):e1408-e1417.

79. Edwards KL. Uma visão geral da tecnologia de plásticos reforçados com fibras para fins de design. *Mater Des.* 1998;19:1-10.

80. Tuncdemir A, Aykent F. Efeito das fibras nas alterações de cor e estabilidade dos compósitos de resina após envelhecimento acelerado. *Dent Mater J.* 2012;31:872-78.

81. Vallittu PK. Redes de polímeros interpenetrantes (IPNs) em polímeros e compósitos dentários. Journal of Adhesion Science and Technology. 2009 Jan 1;23(7-8):961-72.

82. Dzenis YA, Reneker DH. Compósitos resistentes à delaminação preparados por reforço de fibras de pequeno diâmetro nas interfaces das camadas 2001 julho 24.

83. Liu Y, Zhang X, Song C, Zhang Y, Fang Y, Yang B, Wang X. Uma modificação eficaz da superfície da fibra de carbono para melhorar a adesão interfacial de compósitos de polipropileno. Materiais e Design. 2015 Dez 25;88:810-9.

84. Musa AA, Nahedh HA. Resistência de união ao cisalhamento da camada incremental de compósitos de resina de baixa retração em diferentes condições de união. Dentisteria Operatória. 2014 Nov 1;39(6):603-11.

85. Bijelic-Donova J, Garoushi S, Lassila LV, Vallittu PK. Camada de inibição de oxigénio de resinas compostas: efeitos da espessura da camada e do tratamento da camada superficial na resistência da ligação entre camadas. Revista europeia de ciências orais. 2015 Feb;123(1):53-60.

86. Miyairi H, Nagai M, Muramatsu A. Estudos sobre as propriedades mecânicas do material de base de prótese laminado com plásticos reforçados com fibras orgânicas. Parte I. Considerações básicas sobre a construção híbrida. Bull Tokyo Med Dent Univ 1975;22:273-80. Seemann R, Marincola M, Seay D, Perisanidis C, Barger N, Ewers R. Resultados preliminares de pontes fixas de resina reforçada com fibra em quatro implantes ultracurtos de 4 × 5 mm em sítios ósseos comprometidos: Um estudo piloto. J Oral Maxillofac Surg 2015;73:630-40.

87. Tanner J, Tolvanen M, Garoushi S, Säilynoja E. Avaliação clínica de restaurações de compósito reforçado com fibra em dentes posteriores resultados de 2,5 anos de acompanhamento. Open Dent J 2018;12:476-85.

88. Agrawal A, Mala K. Uma avaliação comparativa in vitro das propriedades físicas de quatro tipos diferentes de materiais de núcleo. J Conserv Dent 2014;17:230-3.

89. Cacciafesta V, Sfondrini MF, Lena A, Scribante A, Vallittu PK, Lassila LV. Resistência à flexão de compósitos reforçados com fibras polimerizados com fotopolimerização convencional e pós-polimerização adicional. Am J Orthod Dentofacial Orthop 2007;132:524-7.

90. Foek DL, Yetkiner E, Özcan M. Resistência à fadiga, força de descolagem e tipo de falha de retentores linguais in vitro de compósito reforçado com fibra, reforçado com fita de polietileno e com fio de aço inoxidável entrançado. Korean J Orthod 2013;43:186-92.

91. Kumbuloglu O, Özcan M, User A. Resistência à fratura de próteses parciais fixas retidas diretamente à superfície: Efeito do reforço de fibra versus a utilização de compósitos de enchimento de partículas apenas. Dent Mater 2008;27:195-202.

92. Hayashi M, Wilson NH. A deterioração marginal como fator de previsão de fracasso de um compósito posterior. Eur j oral sci 2003;111:155-162.

93. Tay FR, Pashley DH, Suh BI, Carvalho RM, Itthagarun A. Os adesivos de passo único são membranas permeáveis. J dent 2002;30:371-382.

94. Bounocore MG. The uses of adhesives in dentistry (As utilizações dos adesivos em medicina dentária). Springfield IL: Charles C Thomas, 1975:334.

95. Strassler HE. Aplainamento com moldes de diagnóstico para obter sucesso com a colagem direta de compósito. J Esthet Dent 1995;7(1):32-40

96. Fredriksson M, Astback J, Pamenius M, Arvidson K. Um estudo retrospetivo de 236 pacientes com dentes restaurados com pilares de resina epóxi reforçados com fibra de carbono. J Prosthet Dent 1998;80(2):151-157.

97. Nash RW. O uso de pinos para dentes tratados endodonticamente. Compend Contin Educ Dent 1998;19(10):1054- 1062

98. Yaman P, Thorsteinsson T. Efeitos dos materiais do núcleo na distribuição da tensão dos pilares. J Prosthet Dent 1992;68:416- 420.

99. De Sousa Menezes M, Queiroz EC, Soares PV, Faria-e-Silva AL, Soares CJ, Martins LR. Condicionamento de pinos de fibra com peróxido de hidrogênio: efeito da concentração e do tempo de aplicação. Journal of Endodontics. 2011 Mar 1;37(3):398-402.

100. De Moraes AP, Cenci MS, de Moraes RR, Pereira-Cenci T. Conceitos atuais sobre o uso e a colagem de pinos de fibra de vidro em odontologia: uma revisão. Applied Adhesion Science. 2013 Dec;1:1-2.

101. Roberts HW, Leonard DL, Vandewalle KS, Cohen ME, Charlton DG. O efeito de um pilar translúcido na profundidade de cura do compósito de resina. Dental Materials. 2004 Sep 1;20(7):617- 22. Sarkis-Onofre R, Skupien JA, Cenci MS, Moraes RR, Pereira-Cenci T. O papel do cimento resinoso na resistência de união de pinos de fibra de vidro cimentados em canais radiculares: uma revisão sistemática e meta-análise de estudos in vitro. Operative dentistry. 2014 Jan 1;39(1):31-44

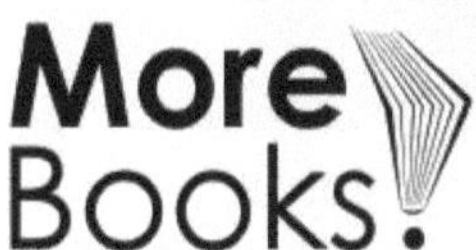

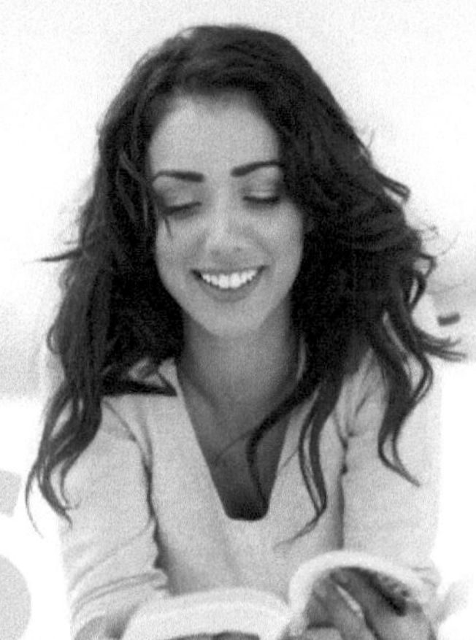

yes
I want morebooks!

Buy your books fast and straightforward online - at one of world's fastest growing online book stores! Environmentally sound due to Print-on-Demand technologies.

Buy your books online at
www.morebooks.shop

Compre os seus livros mais rápido e diretamente na internet, em uma das livrarias on-line com o maior crescimento no mundo! Produção que protege o meio ambiente através das tecnologias de impressão sob demanda.

Compre os seus livros on-line em
www.morebooks.shop

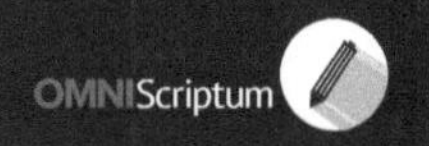

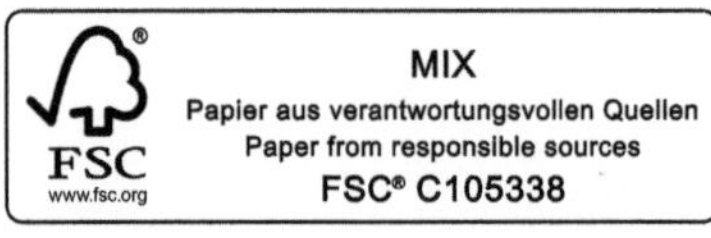

MIX
Papier aus verantwortungsvollen Quellen
Paper from responsible sources
FSC® C105338
FSC
www.fsc.org

Printed by Books on Demand GmbH, Norderstedt / Germany